SHODENSHA
SHINSHO

遺伝子

せるために知っておくべきこと

二

祥伝社新書

プロローグ

「ヴィレンドルフのヴィーナス」という石像をご存知でしょうか？

およそ2万2000年前から2万4000年前の旧石器時代の人類によってつくられた、この〝女神〟は、一九〇八年に、オーストリアのヴィレンドルフ近くの旧石器時代の遺跡で、同国の考古学者ヨーゼフ・ソンバティによって発見されました。

魚卵状石灰岩でつくられた彼女の身長は、わずかに11・1センチメートル。

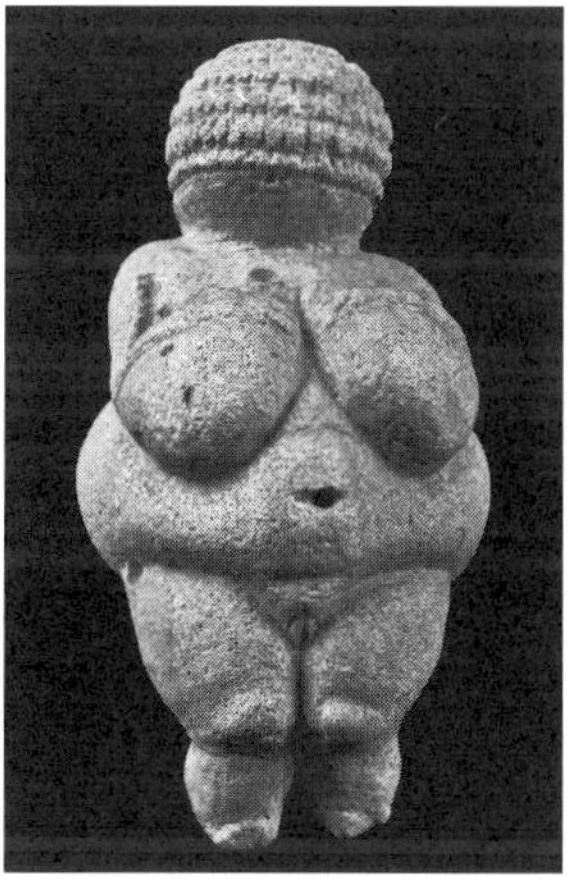

ヴィレンドルフのヴィーナス
（ウィーン自然史博物館所蔵）

しかし、その身長にそぐわないほどたおやかな乳房と豊満な臀部《でんぶ》を持ち、ベッタリと脂肪がついて膨《ふく》らんだ腹部の下には、外性器がはっきりと模《かたど》られています。

彼女が現代に生きていれば、あきらかにメタボリックシンドローム

（内臓脂肪症候群）と診断され、ダイエットをすすめられることでしょう。

ただ、旧石器時代の人類にとって、豊満な肉体を持つ彼女はまちがいなく「美と愛の女神」というべきヴィーナスでした。

なぜなら、約200万年前に誕生したとされる私たち人類の歴史のほとんどは、飢《き》餓《が》との戦いでした。飢餓に陥《おちい》れば太ることなど不可能ですし、子孫を残し繁栄することなどできません。

つまり、現代人が警戒するメタボリック体型も、当時は豊穣、多産、繁栄のシンボルと考えられていたのです。言い換えればヒトがヒトとして長らく生存するために、肥満することが美徳とされていたわけです。

そして彼女は現代も、肥満のシンボルとしてその名を残しています。

ただし、旧石器時代に崇《あが》められた女神としてではなく、皮肉にも彼女のような体型にならないために……。

現在、国際肥満学会は肥満の治療や研究に功績のあった研究者に対して、「ヴィレンドルフ賞」を授与しています。つまり、ヴィレンドルフのヴィーナスは、いまや肥満に対するアンチテーゼ的なシンボルとなっているのです。

一九八〇年、第1回ヴィレンドルフ賞を受賞したのは、肥満学の創始者といわれ、肥満遺伝子の存在を提唱したルイジアナ州立大学のジョージ・ブレイ博士。その後、肥満に関する分子生物学はさらに進展し、一九九四年にはロックフェラー大学のジェフリー・フリードマン博士などの研究により、肥満遺伝子の存在があきらかにされました。

この肥満遺伝子こそ、肥満のメカニズムを理解する重要なカギであり、太らない生活を教えてくれる不可欠な要素なのです。それでは、順に見ていきましょう。

二〇一三年一月

白澤《しらさわ》 卓二《たくじ》

目次

第2章 肥満のメカニズムと脂肪細胞

第3章　肥満遺伝子の発見

第4章 肥満はコントロールできるか？

第5章　肥満遺伝子をオフにするケトン体

第6章　実践！　糖質制限・3週間プログラム

編集協力　佐々木重之
図版作成　篠　宏行

第1章

肥満は遺伝するか?

肥満の原因

肥満遺伝子の発見は、肥満している人たちにとって朗報でした。「私が太っているのは、肥満遺伝子を持っているため。遺伝ならば、いくら努力してもやせるわけがない……」と、ネガティブかつ自己防衛的なロジックを形成する人たちが増えていったのです。

でも、このロジックは本当でしょうか。肥満遺伝子を受け継いだ人は太ってしまうのでしょうか。答えはもちろん否《いな》。

プロローグで述べたヴィレンドルフのヴィーナスではありませんが、人類の歴史は飢餓との戦いでした。だからこそ肥満遺伝子が形成され、体は脂肪を蓄《たくわ》えやすくなったというロジックを否定するつもりはありませんが、遺伝的に太りやすい体質を持っている人のすべてが太るわけではありません。

たとえ、太りやすい体質を家系的に受け継いでいたとしても、それは太ってしまうひとつの要因であり、肥満の原因ではありません。

私の患者さんにも、あきらかに肥満であり、高血圧、高脂血症、糖尿病などに悩む人が少なくありません。患者さんには「このままでは、将来的に合併症が心配です。できるだけダイエットをしてください」とおすすめしますが、当の患者さんは、「先生、肥満は遺伝するんでしょう。親や兄弟も太っているから、ダイエットといわれてもね」と不満そうな方がほとんどです。

でも、それはまちがいです。家族のみなさんが太っているのは、家族全員の食行動や、運動習慣が似通っているからでしょう。

たとえば、その患者さんのご家族の食卓には、鶏《とり》の唐揚げ、焼き肉、ラーメン、スイーツなどといった高脂質、高カロリー、高糖質の食品が毎日のようにのぼるそうです。さらに、間食としてファストフードやスナック菓子を頻繁《ひんぱん》に食べているということでした。

そのほか、家族全員が早食いで、運動量が少ないという点も共通しています。このような生活習慣を続けていれば、仮に肥満体質を受け継いでいなくても、高い確率で太ることでしょう。

肥満を遺伝と言い訳する人は、肥満遺伝子を隠れ蓑《みの》にしているにすぎません。肥満の原因は遺伝より、生活習慣のなかに存在します。したがって、「肥満遺伝子が存在すれば太りやすい」というロジックにより、肥満を正当化することはできません。

「ピマ・インディアンの悲劇」の教訓

肥満は遺伝的要因より、現実的な生活習慣に起因しています。

このことは、アメリカのアリゾナ州に居住するピマ・インディアンが顕著に示しています。彼らは現在、世界で一番太っている民族として知られ、人口の50%が2型糖尿病、成人の90%が高度肥満です。

では、なぜこのような悲劇的な事態がもたらされたのでしょう。実は、彼らの50%は肥満遺伝子を持っています。もともと太りやすい体質を持っている人たちともいえるのですが、一九〇〇年代初頭はむしろ痩身《そうしん》で、糖尿病などはほとんど発症しない民族でした。

ところが、西部に移住した白人たちに押し出される形で、一九七〇年代までに農耕や狩猟といった彼らの伝統的な生活様式は破綻《はたん》し、アメリカ政府から食物供与などの手厚い保護を受けざるを得なくなりました。その結果、貧困を免《まぬが》れ、アメリカ型の生活や食習慣を享受できるようになったのですが、その引き換えに、わずか数十年で2型糖尿病や高度肥満の増加という、とんでもない負の遺産を背負い込むことになりました。

アメリカのピマ・インディアンと同族で、共通の遺伝的素因を持つピマ・インディアンがメキシコのシェラマドレ山脈に定住しています。彼らは、現在も農業と酪農などの肉体労働に勤《いそ》しみ、肥満とは無縁の生活を続けています。

この事実は、肥満遺伝子を受け継いでいても、従来の食生活や肉体労働を持続していれば肥満にならない、しかし高脂肪食や運動不足などの環境因子が加わることで肥満は発症する、ということを明示しています。

共産主義崩壊後、肥満が進んだ東欧

また、社会体制の変化が国民を太らせる、という事例を東欧諸国に見て取れます。

まず、19ページのグラフを見てください。

これは、ヨーロッパ諸国別の肥満度ですが、何か気づきませんか？　そうです。ユーゴスラビア、ルーマニア、チェコ、スロバキアなど、一九八九年に勃発した東欧革命を経験した旧共産圏国の肥満度が高いのです。

東欧諸国の人々はもともと太りやすい体質ですが、ここまで肥満度が一気に増加したのは、革命以降の20年。つまり、共産主義社会が崩壊し、経済が自由化すると、ファストフード店やファミリーレストランなどが次々に進出し、食生活が大きく変わり、肥満者が増加したということでしょう。

このように、もともと太りやすい体質を持つ民族と政治・経済環境がシンクロすると、国民レベルの肥満度が爆発的に上がることをこのデータは示しています。また、民族的にほぼ同族の、ドイツとオランダの肥満度に大きな差が出ています。これは、食習慣と運動習慣の違いが主な要因と考えられます。つまり、肥満は遺伝子ではなく、環境要因が決める、ということです。

ヨーロッパの国別・肥満度

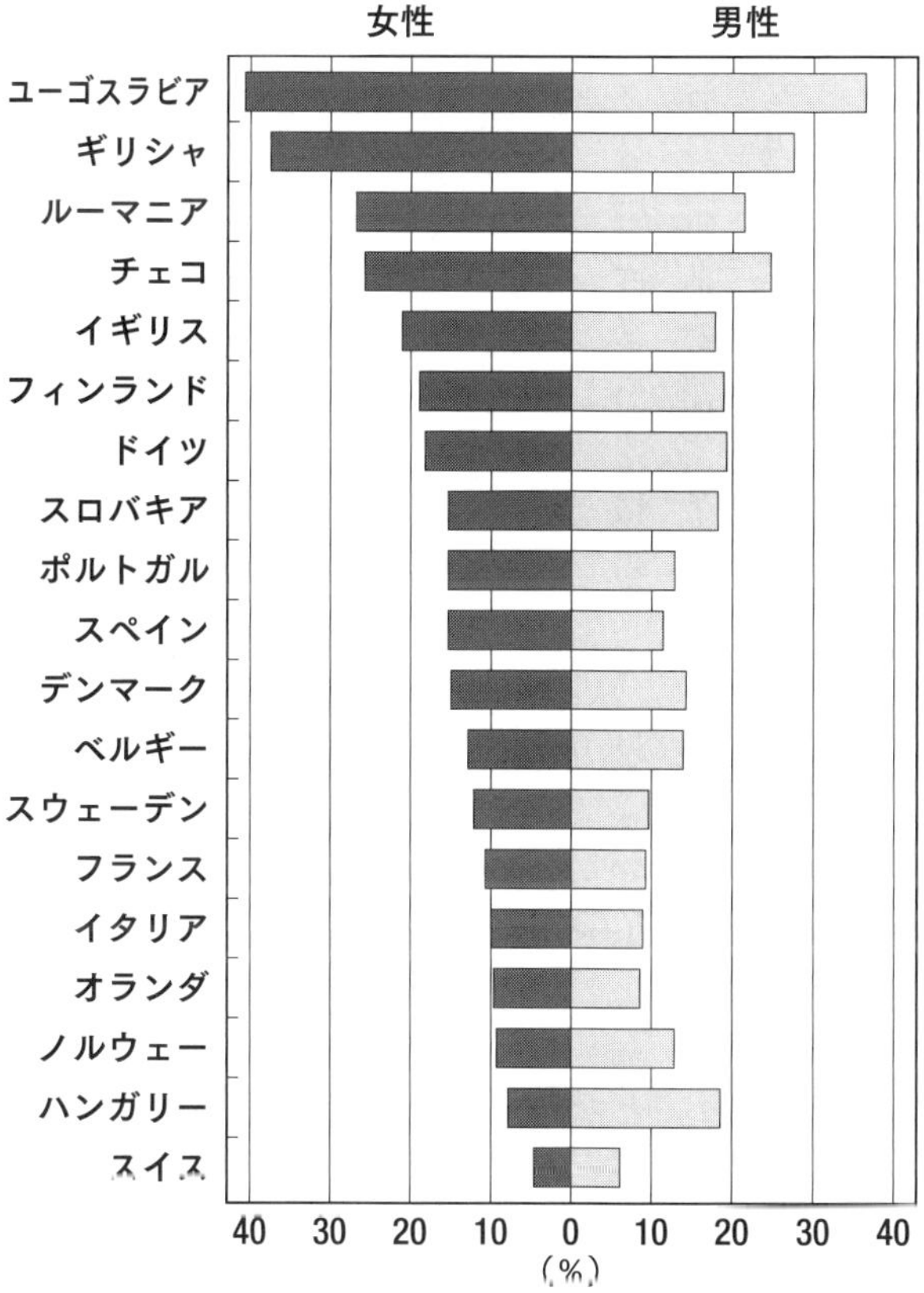

※BMI30以上の人口比率
※2007～2009年

（William D.McArdle・Frank I.Katch・Victor L.Katch「Exercise Physiology」より）

「日本人は太りやすい」は本当か？

肥満遺伝子についての詳細は、第3章で述べますが、「日本人の3人に1人は肥満遺伝子を持っている。そのため、太りやすい」といったロジックを展開する書籍が、近年さかんに刊行されました。

たしかに、肥満遺伝子を持つ日本人の割合は白人に比べて多いのですが、世界的に見れば日本人は太っていないし、太りやすいともいえないと断言します。このようなまちがった情報が流布《るふ》したのは、肥満に対する診断基準が欧米と日本では大きく異なることが原因です。

たとえば、身長と体重から求められる国際的な体格指数のBMI（ボディ・マス・インデックス=肥満度を表わす体格指数）で、日本は25以上を肥満と診断しますが、欧米ではWHO（世界保健機関）基準の30以上。つまり、日本ではBMI25以上の人が28・6%（厚生労働省「国民健康・栄養調査」二〇〇八年／男性平均）もいるから、日本人は太っていると結論づけているわけです。

これはまったくナンセンス。診断基準が大きく異なるところでデータ比較をして

BMIの計算式

BMI＝体重÷（身長×身長）

（kg）（m）（m）

肥満度の判定基準（日本の場合）

<table>
<tr><th>BMI</th><th colspan="2">判定</th></tr>
<tr><td>～18.5未満</td><td colspan="2">低体重</td></tr>
<tr><td>18.5以上～25未満</td><td colspan="2">普通体重</td></tr>
<tr><td>25以上～30未満</td><td colspan="2">肥満（1度）</td></tr>
<tr><td>30以上～35未満</td><td colspan="2">肥満（2度）</td></tr>
<tr><td>35以上～40未満</td><td>肥満（3度）</td><td rowspan="2">高度肥満</td></tr>
<tr><td>40以上～</td><td>肥満（4度）</td></tr>
</table>

（日本肥満学会「肥満症診断基準2011」より）

も、まったく意味がありません。

たとえば、日本人のＢＭＩ30以上の発生頻度３・４％を19ページのグラフに当てはめると、最下位になります。つまり、世界基準から見れば、日本人はけっして太っているわけではなく、むしろやせているのです。

厚生労働省もホームページで「わが国の診断基準は厳しい」「しかも、肥満者の割合が少なく、欧米に比べると、極端な肥満の人が少ない」と認めています。そのうえで、「日本人は、欧米人に比べるとＢＭＩが比較的小さくても、糖尿病などにかかりやすいことがわかっているので、油断できない」として、肥満の診断基準をＢＭＩ25にしたということです。

しかし、ＢＭＩが小さくても糖尿病などの病気が発症しやすい体質を日本人が持っていることと、実際に太っているかは、次元の異なる話です。日本人は肥満を原因とする生活習慣病にかかりやすい、だから、太っているというロジックが成り立たないことはいうまでもないことでしょう。

20歳までに肥満は決まる

生物学的に見た肥満とは、脂肪を溜《た》め込む白色脂肪細胞が、増加、あるいは膨満《ぼうまん》した状態です。白色脂肪細胞については第２章で説明しますが、この細胞は人が生まれる３カ月前から生後1年までに急増し、さらに13～15歳の思春期にさらに増え、20歳頃に安定します。

したがって、白色脂肪細胞が増加する時期に高脂肪食や、高糖質の食品をとりつづけると、白色脂肪細胞がどんどん増加し、脂肪を溜め込むので太る、と説明されます。

たしかに、この説明は生物学的に正しいのですが、実際の医療現場から見ると、生物学的な肥満のメカニズムを増長させる社会的な要因を指摘しなければなりません。

現代の日本には、肥満につながる社会インフラの落とし穴が数多く存在します。

たとえば、15歳頃に経験する高校受験もそのひとつ。私は長野県立須坂《すざか》病院にも外来を持っているので、その年代のお子さんを診察することも多いのですが、彼らのほとんどは受験のために部活をやめて、夜遅くまで受験勉強をしています。するとお腹《なか》がすくので、うどんやカップラーメンなど糖質がたっぷり入った夜食を食べます。部活をしていれば太ることもないのでしょうが、運動をやめると、肥満体質の子どもは半年間でブクブク太ってしまいます。

私の知るお子さんも、バレーボール部をやめて受験し、志望校に合格しました。ただ、高校のバレーボール部には入部しません。「こんなに太っていたら、レギュラーになれない」というのがその理由です。このような傾向は、野球、サッカー、バスケットボールなど集団で行なうスポーツの部活経験者に多く認められます。

現状の受験システムは、あきらかな社会インフラの落とし穴といっていいでしょう。もちろん、本人がしっかりとした意識を持って体重管理をしていれば、このようなことにはなりません。ただ、肥満を助長させるような受験システムのなかに国民が組み込まれていれば、肥満は一定の確率で生じます。

さらに、家庭環境という落とし穴も見逃《みのが》せません。

たとえば、母親が子どもに何を食べさせているか、という問題も肥満に大きな影響を与えています。子どもの頃からスナック菓子や甘い飲みものをたくさん与えたり、運動部に入っている子どもに、白米、うどん、パンなどの精製食品を無制限に食べさせたりしていれば、肥満するのは確実ですし、将来的には寿命の長短にもかかわります。

生物学的に白色脂肪細胞が、肥満を招くことはまちがいありません。20歳までに白色脂肪細胞を溜め込めば溜め込むほど、太りやすくなりますが、その数を増やすのも、抑制するのも、社会インフラや家庭環境にあると理解してください。

男女で異なる肥満のタイプ

肥満には、「皮下脂肪型肥満」と「内臓脂肪型肥満」のふたつのタイプがあります（27ページのイラスト）。

皮下脂肪型とは文字どおり、皮膚の直下に脂肪を溜め込むタイプ、内臓脂肪型は内臓の周囲や腸間膜《ちょうかんまく》の表面に脂肪を蓄積するタイプの肥満です。その体型から、一般的には、前者を洋ナシ型肥満、後者をリンゴ型肥満といっています。

太った患者さんを観察すると、女性には皮下脂肪を下半身に溜め込んだ洋ナシ型が、男性には布袋《ほてい》腹をしたリンゴ型が多く認められます。つまり、女性は皮下に、男性は内臓に脂肪がつきやすいといえるでしょう。

これは、厚生労働省の内臓脂肪症候群（メタボリックシンドローム）にかかわるデータでも裏づけられます。

二〇〇五年の「国民健康・栄養調査」は、「メタボリックシンドロームが強く疑われる40〜74歳の人の比率は、男性25・5％、女性10・3％、予備群の比率は男性25・0％、女性9・5％であり、男性の2人に1人、女性の5人に1人が、強く疑われるか、予備群と考えられる」と内臓脂肪症候群のリスクは男性が圧倒的に高いことを指摘しています。つまり、お腹のなかに脂肪を蓄えている人は、女性より男性に多いということです。

では、なぜ男女で肥満のタイプが分かれるのでしょう。そこには、人類の歴史のなかで培《つちか》われた男女のホルモン環境と、自律神経の優位性の違いがあるからです。

まず、ホルモン環境ですが、女性がもっとも女性らしくあるためのホルモンといわれるエストロゲンは、出産の準備や女性の新陳代謝を促《うなが》すいっぽう、皮下脂肪を蓄

肥満のふたつのタイプ

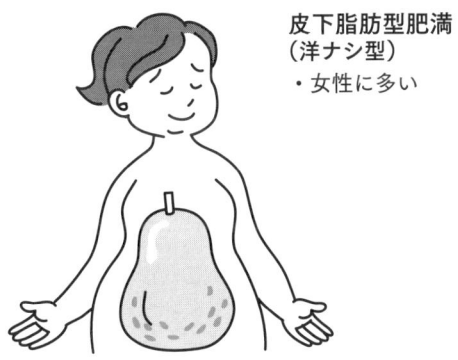

皮下脂肪型肥満
（洋ナシ型）

・女性に多い

内臓脂肪型肥満
（リンゴ型）

・男性に多い
・ウエストサイズ（へその位置）が男性85cm以上、女性90cm以上が該当

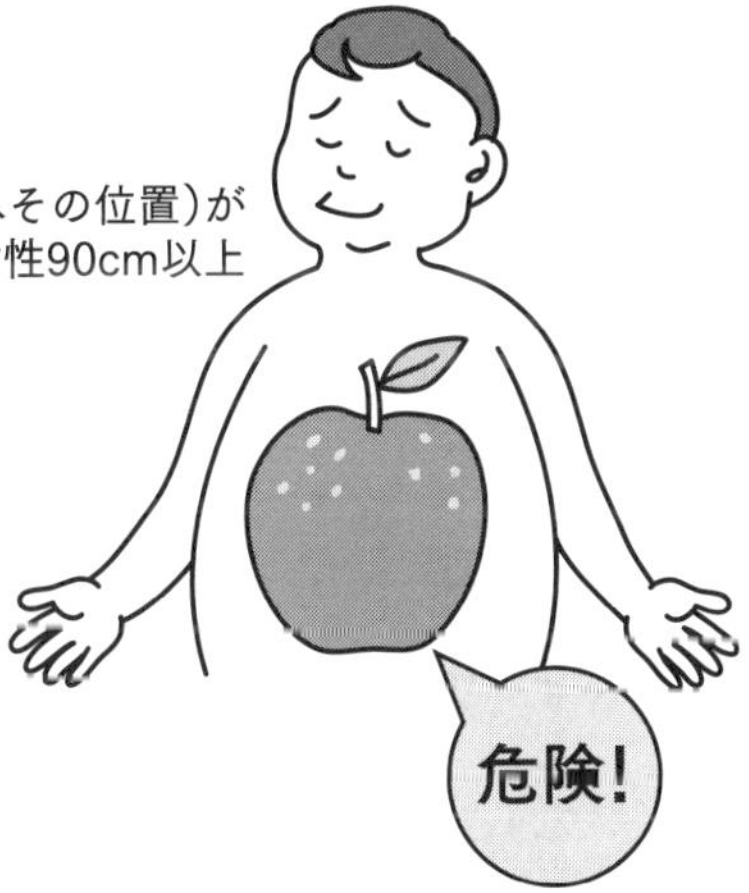

えるといった働きも担っています。

これは、妊娠、出産、授乳の際に、エネルギーを確保して、子孫を残すために、長い時間をかけて女性が獲得してきた能力といってもいいでしょう。そのため、女性は一般的に、男性より体脂肪率が高く、ふくよかな体つきになりました。

それでは、男性はどうでしょう。エストロゲンの分泌量が少ない男性は、飢餓に備えて皮下に脂肪を溜め込むことが苦手です。仮に食料の豊富な時期にエネルギーを溜め込もうとすれば、お腹のなかしかないので、相対的に内臓脂肪が多くなります。

とはいえ、何度もいうようですが、人類の歴史は飢餓との戦いでした。そのなかで、男性が太ることなど困難です。

なぜなら、男性にはテストステロンという筋肉をつくる際に重要な役割をはたす男性ホルモンが分泌《ぶんぴつ》されます。そのため、男性は筋肉質で、基礎代謝も高く、もともと脂肪が蓄積しにくい体質です。そのうえ、飢餓と戦うのですから、太ることなどできるわけがありません。

20歳以降、肥満に注意すべき年齢

肥満には女性ホルモン（エストロゲン）と男性ホルモン（テストステロン）が大きく関与しています。女性が更年期から閉経後にやせやすくなるのは、エストロゲンの分泌量が急激に減少する影響です。

閉経すれば、子孫を残す役割が終わるので、皮下脂肪を蓄える必要がなくなります。そのため、やせるというロジックですが、もちろん、油断は禁物。閉経後も高脂肪食や高糖質の食事を大量にとりつづけると、皮下に脂肪を蓄えられなくなったぶん、内臓に脂肪を蓄えてしまいます。

つまり、体が〝男性化〟するということですが、女性は男性に比べて筋肉量が少なく、過剰な脂肪を筋肉で効率的に燃やすことができません。したがって、閉経後は特に内臓脂肪型肥満に注意してほしいと思います。

いっぽう、男性は35～45歳に太りやすいといわれています。いわゆる中年太りですが、ここには筋肉量の低下とテストステロンの分泌量の減少が影響しています。

筋肉量は成長ホルモンの減少や、たんぱく質合成の低下から、20歳頃をピークに徐々に低下していきます。そして、35歳頃から直線的に筋肉量は減少し、さらに、男性の更年期といわれる45歳を過ぎる頃に、テストステロンの分泌量の減少に拍車がかかり、筋肉で使うエネルギーも減少するので、内臓に脂肪を溜め込んでしまいます。

したがって、若い頃の食習慣をそのまま続けていれば、内臓脂肪型肥満にまっしぐら。男女ともに更年期を迎えたら、食習慣を見直すとともに、規則的な運動で筋肉を鍛《きた》えることを意識してください。

女性に多い「モナリザ症候群」

男女の肥満の違いは、自律神経の働きとも関係しています。

自律神経には、ご存知のように交感神経と副交感神経があり、日中の活動期には交感神経が、夜などの休息期には副交感神経が優位になります。そして、交感神経が働けば、エネルギーの消費量が増加するので太りにくくなるのに対し、副交感神経が優位になるとエネルギーを溜め込みやすくなるのです。

また、交感神経は、食後の熱合成や体についた余分な脂肪の燃焼にも大きくかかわ

女性のエストロゲンの年齢別変化

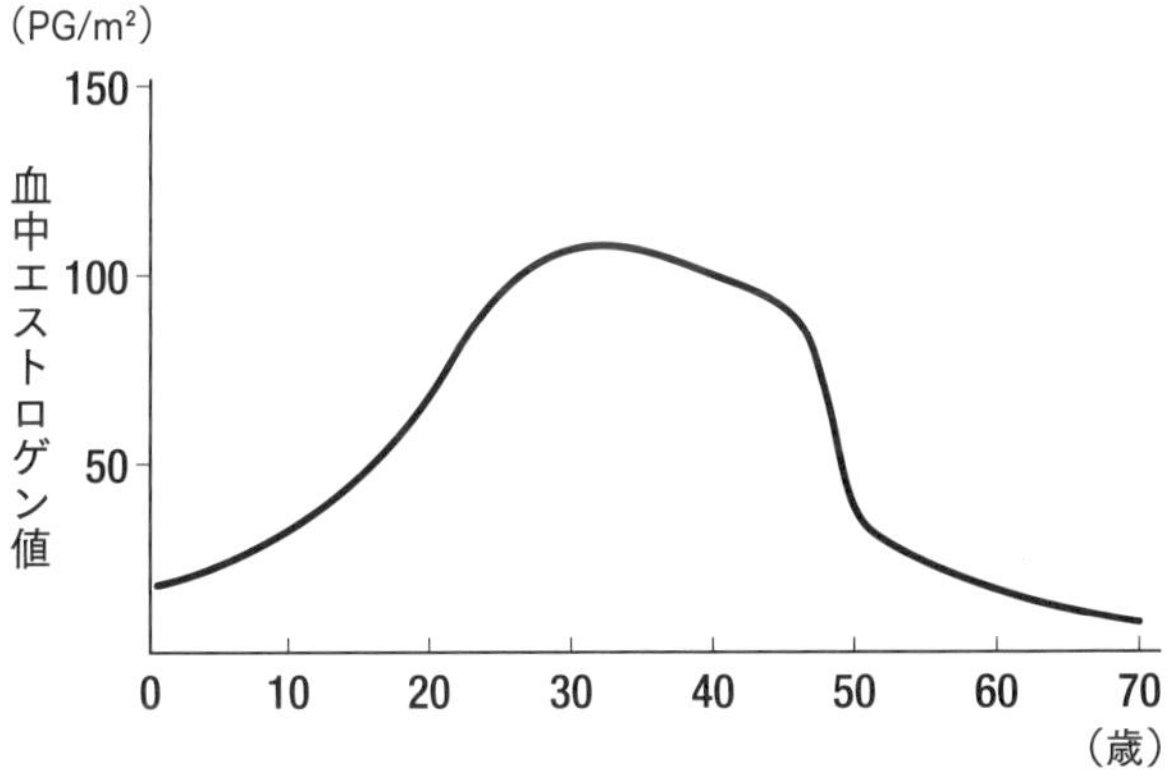

(小山嵩夫著『女と男の更年期』より)

男性のテストステロンの年齢別変化

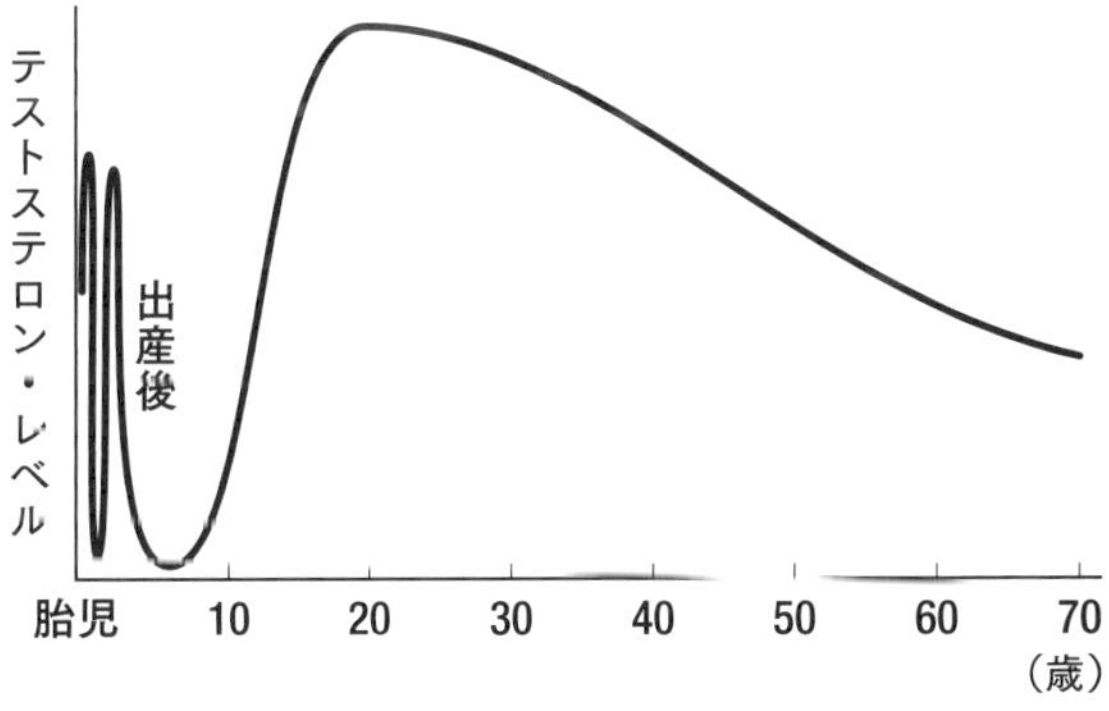

(柏瀬宏隆、岩本晃明著『男の更年期』より)

っています。交感神経の働きが低下すると、熱生産が低下するので太る、とも説明できます。

ここで、思い出してほしいのは、プロローグで紹介したヴィレンドルフのヴィーナス。

彼女は、飢餓に備えて丸々と太っていますが、それでは当時の男性はどうでしょう。おそらく、日々の糧《かて》を得るために、獲物《えもの》を追って草原や野山を走り回っていたはずです。男性がよく動くためには、交感神経の働きが活発でなければならず、その結果、太りにくい体質となり、逆にあまり動かなくてもよい女性は、副交感神経が優位になって、皮下脂肪をつけやすくなったともいえるでしょう。

このように、交感神経があまり働かず太る状態を「モナリザ症候群」といい、一九九〇年十月に神戸で開催された国際肥満学会で、ルイジアナ州立大学のジョージ・ブレイ博士により提唱されました。

モナリザといえば、レオナルド・ダ・ヴィンチの描いた「モナ・リザ」を想像されるかもしれません。たしかに、モデルとされるリザ・デル・ジョコンドも現代の価値観に照らし合わせれば、皮下脂肪が蓄積したふくよかな女性と推察されますが、モナリザ症候群のモナリザとは、博士の研究であきらかになった「肥満者のほとんどは交感神経の働きが低下している（Most Obesity Known Are Low In Sympathetic Activity）」の英文の頭文字をとったもので、絵画のモナ・リザとは関係ありません。

さらに博士は、「肥満者の摂取エネルギー量を分析したところ、エネルギー摂取量が平均値を上回った人は全体の3割しかいなかった」とも発表しています。これは、「食べすぎなくても、交感神経の働きが低下すると肥満する」と言い換えられます。

もし、「あまり食べていないのに、太る」という人がいれば、交感神経がうまく働いていない可能性が出てきます。

ただし、この研究を楯《たて》に「交感神経の働きが悪いから、やせるわけがない」と肥満を正当化することはできません。これは前述した「肥満遺伝子があるから、何をしてもやせられない」というロジックと同様です。

交感神経の働きが悪いのなら、活発にしてください。そのために、一番大切なことは、規則正しい生活習慣や運動習慣を身につけること。規則正しい生活リズムと、正しい食習慣、運動習慣を持っている人に肥満者が少ないことからも、これは明確な事実でしょう。

男性は糖質で太り、女性は脂質で太る

性差による肥満の違いは、ふだん何を食べているかによっても異なります。たとえば、カロリー量が同じ脂質の多い食品と、炭水化物の多い食品のどちらが太りやすいのか——。

このような研究は多いのですが、この種の研究は非常に困難をきわめ、結論も「肥満には摂取栄養素の種類と強く関係する」というものや「栄養素は関係ない。単なる食べた量の問題」とするものなどマチマチで、いまだにはっきりしたことがわかっていません。

というのも、同カロリー量の脂質の多い食品と炭水化物の多い食品は、それこそ無数に存在します。しかも、個々の食品に含まれる栄養素（脂質、炭水化物、たんぱく質、ビタミン、ミネラルなど）が異なるため、それらが肥満に与える影響も分析しなけ

ればなりません。

したがって、単純に脂質と炭水化物と分けてもあまり意味はないし、何より、被験者に同じ食品を長期的に食べ続けてもらうことも困難です。

そこで、アメリカのサウスカロライナ大学は、「多変量解析」と呼ばれる数学の計算式を駆使して、次のような研究を行ないました。

多変量解析とは、ある現象に関与する複数の因子の影響を数学的に消し去るという方法です。これを使うと、脂質の多い食品や炭水化物の多い食品に含まれる、複数の栄養素の相互の影響を取り除くことができる、と考えられます。

この研究は、ふだんアメリカ人が食べている食品を24のグループに分け、ある集団のそれぞれの1日の摂取量を約5年間にわたり調査して、どの食品が体重の変化（体重増加、変化なし、体重減少）に影響を与えているか、を分析したものです。

その結果、「男性は甘味類など糖質の多い食生活を多く摂取していた人たちが圧倒的に太り、女性は脂質を多くとると太る」ことが判明しました。

ただ、男女間の違いがなぜ出たのかまではわかりませんが、ともかく糖質や脂質の過剰摂取が肥満につながることが明快になりました。

肥満を招く「高ＧＩ食品」

ＢＭＩ30以上の国民が30％を超える〝肥満大国〟アメリカは、心筋梗塞《しんきんこうそく》による死亡者の増加を背景に、禁煙運動の推進とともに、「悪玉コレステロール（ＬＤＬ）」の低減を目指し、国民に低脂肪食をすすめてきました。

その結果、国民の食生活は、低脂肪食指向に大幅に切り替わったのですが、相変わらず肥満者が増えている、という皮肉な現象が起こっています。これは、いったい何を表わすのでしょうか。

実はここに、肥満を科学的に分析するうえで、大きなファクターとなる「ＧＩ（グライセミック・インデックス）」が隠れていたのです。

ＧＩとは「同じ糖質量でも、食後に血糖値を上昇させるスピードやその度合いは異なる。血糖コントロールが重要な糖尿病患者には、糖質をどの食品からとるかという問題は無視できない」とトロント大学（カナダ）のデヴィット・Ｊ・ジェンキンス博

アメリカ、イギリス、日本の肥満率

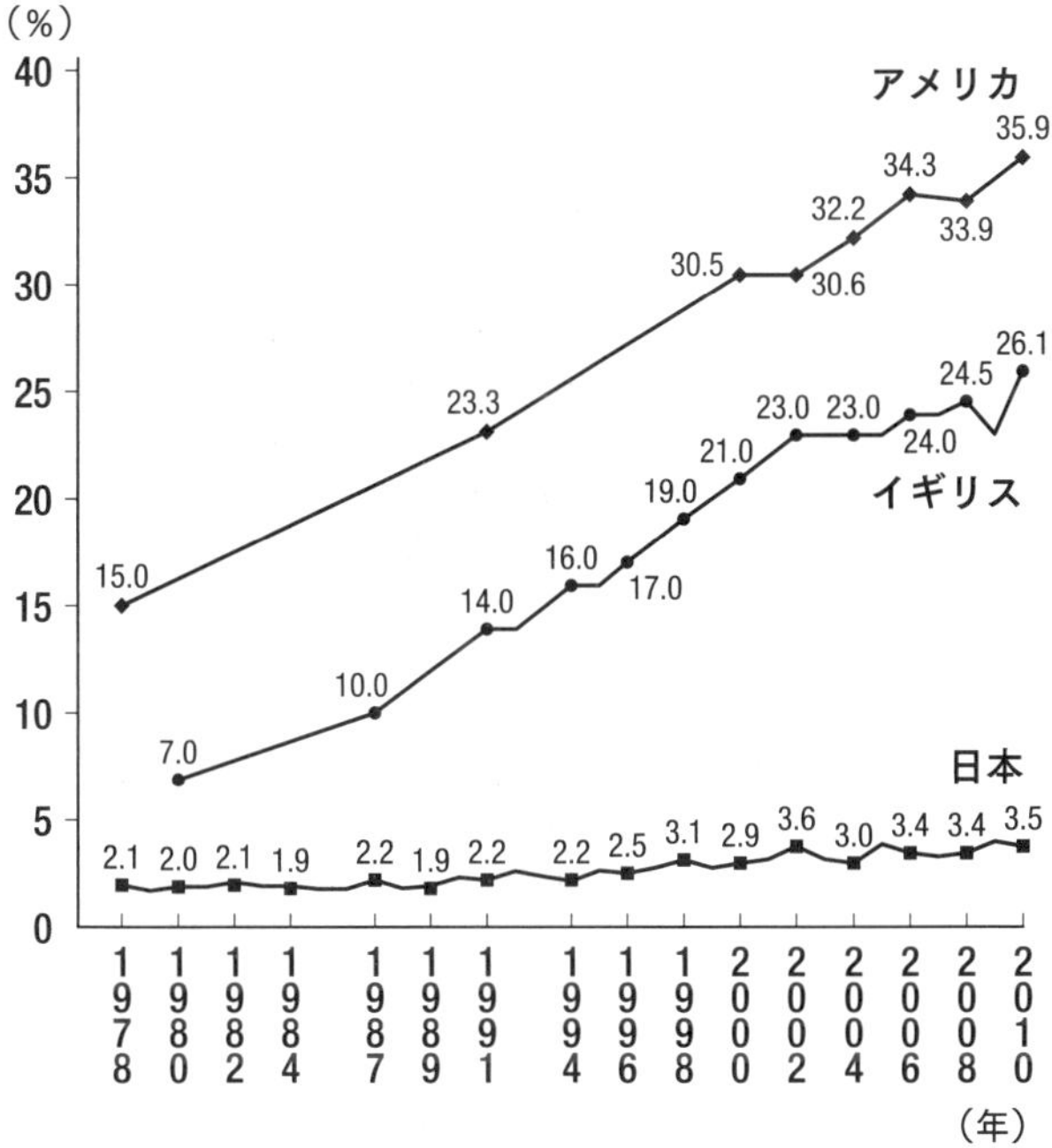

※総人口における肥満者（BMI30以上）の割合

（OECD「Health Data」より）

士らが、一九八一年に提唱した概念です。

一般的には、糖質50gを摂取した時の血糖の上昇度合いを、ブドウ糖を100とした場合の相対値で表わし、その高低で食品が食後血糖値にどのような影響を与えるかを示します。簡単にいえば、GIの高い食品は血糖値を上げやすく、低い食品は相対的に上げにくいと考えていいでしょう。

このGIに着目したボストンのチルドレン・ホスピタルは、GIと肥満の関係について調べるために、脂肪と炭水化物についてそれぞれの分量とカロリー量を調整したGIの異なる献立を3種類用意（低GI、中GI、高GI）して、複数の太り気味の若者に食べ比べてもらい、献立別の満腹感を調べるという実験を行ないました。

この実験は①まず全員が朝と昼の2回、低GIの献立をとり、その日の午後に空腹感を感じれば、個人ごとに用意したパン、チーズ、クッキー、果物などの間食を自由に食べて、残った量を記録②1～2週間後、同じ要領で中GIの献立をとる（午後の間食は同じ）③3回目は、どの献立についても、満腹感が同じになるように自由に間食をとる、というものでした。

その結果、食事の分量やカロリーが同じでも、ＧＩの高い献立はすぐに空腹になって間食に手を伸ばし、カロリーオーバーになるいっぽう、血液検査では体脂肪の合成を助長するインスリン、アドレナリン、成長ホルモンなどのホルモン分泌量が増加します。

さらに、血糖値が低くなると分泌され、体内の中性脂肪を分解するグルカゴンというホルモンは、低ＧＩの献立で格段に増加する、ということがわかりました。

このデータは「高ＧＩの食事ほど太りやすく、糖尿病になりやすい」ことを示唆《しさ》しています。それとともに、「体重の増減は総摂取カロリーの影響を受ける」という常識を、「体重増減には炭水化物が大きく関与している」と覆《くつがえ》したといってもいいでしょう。

アメリカで脂肪摂取量が減少しているにもかかわらず、肥満者が増加している背景は、この高ＧＩ食品をとる傾向が強くなったからだと考えられ、実際に高ＧＩ食品が急増しているというデータも報告されています。

世界最大の肥満者が教える事実

現在、確認されている世界最大の肥満者の男女別の体重をご存知でしょうか？

男性は一九八三年に42歳で亡くなったアメリカ人のジョン・ブラワー・ミノック氏で、その体重はなんと６３５kg（ＢＭＩ１８５・５）。体脂肪率は80％もあったということです。また、一九九四年に30代で亡くなった女性のキャロル・イエガーさんの体重は７２７kgを超えていたと伝えられます。

ここまで重くなると、歩行はできず、内臓への負担が大きくなります。２人の子どもの頃からの食習慣や生活習慣、既往歴《きおうれき》などは想像に難《かた》くありませんが、それぞれ30代、40代という若さで亡くなったのは、やはり、体が重くなりすぎたことが大きな原因のひとつでしょう。

それでは、日本人はどこまで太ることができるでしょうか。

「日本人をはじめとするアジア人の肥満は、欧米人に比べてたいしたことがない」といわれてきました。たしかに、日本人が６００〜７００kgまで太ることは不可能です。

なぜなら、日本人は欧米人に比べ、脂肪を溜め込むために必要なインスリンというホルモンの分泌量や、その働きが弱い体質を受け継いでいるからです。

つまり、欧米人は過食をすればするほど、脂肪が体に蓄積するのに対し、インスリンの働きが弱い日本人は、いくら食べてもそれほど多くの脂肪を蓄えられません。その結果、余った脂肪は筋肉や肝臓内に溜め込まれます。筋肉や肝臓内に脂肪が蓄積すると、インスリンの働きがさらに弱くなり、やがて、糖尿病につながります。

つまり、日本人やアジア人は極端に太る前に、糖尿病やメタボリックシンドロームなどの肥満性の病気を発症してしまうのです。

現在、世界中には2億人以上の糖尿病患者がいます。そのうち、日本人の糖尿病や糖尿病予備群は２２１０万人（厚生労働省「国民健康・栄養調査」二〇〇七年）。二〇〇六年の同調査では１８７０万人ですから、わずか１年で３４０万人も増加しています。

この傾向はインド、中国、南アジアでも強く、今後、糖尿病はアジアで爆発的に増加するのではないかと危惧《きぐ》されています。

変わり始めた日本人の肥満

臨床現場では、さらに危険な兆候を感じています。それは、子どもの糖尿病が増加していることです。

しかも2型糖尿病が、子どもの糖尿病の3分の1を占めるようになりました。これは、20数年前の36倍。子どもの糖尿病といえば、先天的にインスリン分泌能が欠損していたり、なんらかの理由で膵臓《すいぞう》のβ細胞が破壊され、インスリンが分泌できない1型を連想しますが、実は子どもにも生活習慣病、つまり、食べすぎによる糖尿病が急増しているのです。

私は、体重が２００kgを超える日本人を知っています。２００kgを超える体重など、50～60年前の日本人には考えられないことでした。また、老人病棟で経管栄養を受けている患者さんは、運動ができず、カロリーだけとっているので、丸々と太り、ほとんどの人はメタボです。

つまり、日本人のどの年齢層にも肥満者がいて、以前の日本では考えられないような太りかたをしはじめているということです。

小中学生における糖尿病の発症頻度

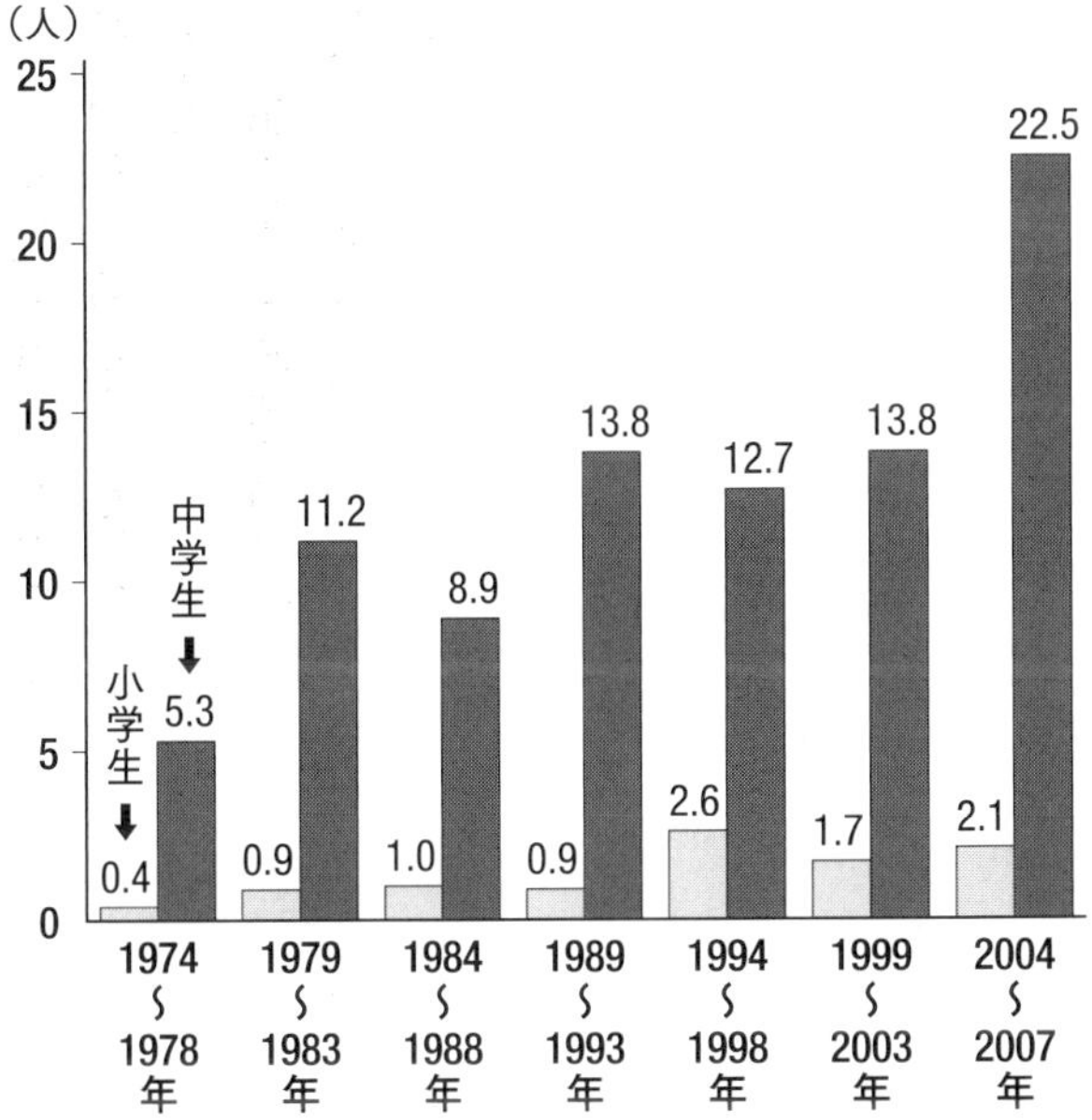

※10万人あたりの発症数
※5年ごとの平均頻度

（東京都予防医学協会「小児糖尿病検診の実施成績」より）

これは、遺伝子を含めた生物学的な影響よりも、肥満者自身の食習慣、生活習慣、家庭環境、経済体制を含めた社会的インフラが大きく関与していることはいうまでもありません。

さて、第1章では肥満に関与する環境と、肥満しやすい年齢、男女差などを軸に話を進めてきましたが、第2章では生物学的に見た肥満のメカニズムを解き明かしていきましょう。

第2章

肥満のメカニズムと脂肪細胞

なぜ、人間は脂肪を溜《た》めるのか？

動物は、サバイバルのために脂肪を溜め込みます。

プロローグで触れた旧石器時代のヴィレンドルフのヴィーナスは、子孫を残すため、飢餓に備えて脂肪を溜め込みました。冬眠前のクマやシマリスは、長い冬を生き抜くために皮下脂肪を溜め込みます。渡りをする前の渡り鳥の肝臓には、脂肪がたくさん蓄えられています。これも、エサが採れない渡りの途中のエネルギー源にするためです。

このように、動物が脂肪を溜め込む理由は明快ですが、この章では分子生物学から見た、人間が太る理由とメカニズムを紐解《ひもと》きます。

まず、人間のもっとも基本となるエネルギーをつくるしくみを説明しましょう。

私たちの第一のエネルギー源はいうまでもなく、血液中に血糖として存在するブドウ糖（グルコース）。日本人の多くが米、パン、うどんなどの炭水化物を毎食のようにとっているのもブドウ糖を補給するためです。

食事でとった炭水化物（糖質）は、消化・吸収後ブドウ糖（血糖）となって、全身の細胞に運ばれたあと、細胞内のミトコンドリアという器官でエネルギー化され、脳や筋肉に供給されます。さらに、余ったブドウ糖は肝臓や筋肉内にグリコーゲン（ブドウ糖の集合体）として貯蔵され、必要に応じて分解されてエネルギーが供給されます。

このしくみを「解糖系のエネルギー回路」といいますが、食事でとったブドウ糖によるエネルギーは３～４時間程度でなくなるうえに、肝臓に蓄えられているグリコーゲンも、肝臓のキャパシティーの問題（１００g程度しか貯蓄できません）で限界があり、12～13時間で枯渇《こかつ》してしまいます。

すると、肝臓は、筋肉内のアミノ酸（たんぱく質）や中性脂肪を分解してつくられたグリセロールを原料にブドウ糖を合成します。これが、「糖新生《とうしんせい》」といわれるエネルギー産生回路です。ただ、このしくみが本格的に動き出すのは極端な絶食をした時などに限られます。

では、糖新生が動き出す前のエネルギーはどのようにつくられるのでしょう。ここで活躍するのが、中性脂肪から分解された遊離脂肪酸です。遊離脂肪酸は血液に乗り、肝臓に運ばれ、「ケトン体」という物質に合成されエネルギー源として体内に供給されます。これが、第3のエネルギー産生回路の「ケトン体回路」です。

ケトン体やケトン体回路については、あとでくわしく説明しますが、まず、人間のエネルギー産生には、解糖系回路、糖新生、ケトン体回路の三つのしくみがかかわっていることを理解してください。

人間のエネルギー産生システム

それでは、三つのエネルギー産生回路により産生されたブドウ糖やケトン体から、どのようにエネルギーがつくられるのか。多少専門的になりますが、もう少しくわしく見てみましょう。

さきほどブドウ糖は、細胞内のミトコンドリアという器官でエネルギー化され、脳や筋肉に供給される、と説明しました。ミトコンドリアについては、ほぼすべての真核《しんかく》生物の細胞核内にあり、独自の遺伝子を持ち、生物の活動エネルギーをつくりだす小器官であると、高校の生物で習ったことだと思います。ミトコンドリア内には、TCA回路（Tricarboxylic Acid Cycle＝クエン酸回路）という複雑な、エネルギーを産生

エネルギーをつくる三つの回路

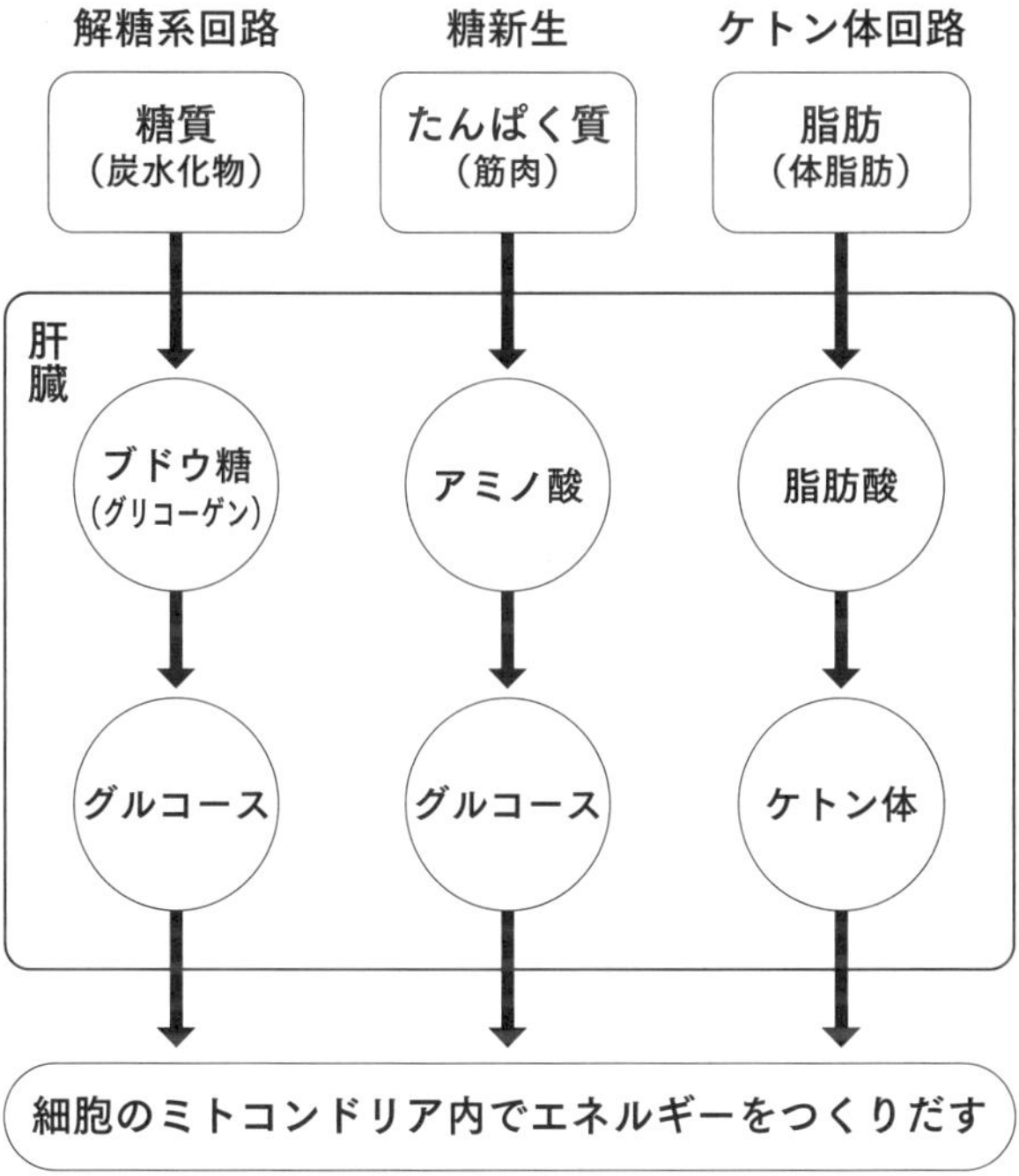

するためのメカニズムが存在しています。

そのメカニズムは、まず、食物からとったブドウ糖は消化・吸収過程を経《へ》て、体の細胞に運ばれます。すると細胞内で、ピルビン酸と乳酸菌に分解されます。ここまでが、さきほど説明した解糖系回路です。

その後、ピルビン酸はミトコンドリア内へ送られ、二酸化炭素を放出し、補酵素と結合してアセチルＣｏＡ（活性酢酸《さくさん》）という物質に変換されます。そして、ＴＣＡ回路に取り込まれたアセチルＣｏＡは、電子伝達系という回路を経て、さらにＡＴＰ（エネルギーの貯蔵物質）の産生量を増やしていきます。

これが、人間のエネルギー産生システムの基本的概念ですが、人間が生きていくために酸素が必要なのは、ＴＣＡ回路のなかでエネルギーをつくりだす時に酸素を必要としているからなのです。

なお、ＴＣＡ回路を解明したドイツの生化学者のハンス・クレブス博士は、一九五三年にノーベル生理学・医学賞を受賞しています。

ノーベル賞を受賞するほどの研究を、わずか数行で説明しても大変わかりづらいと

TCA回路

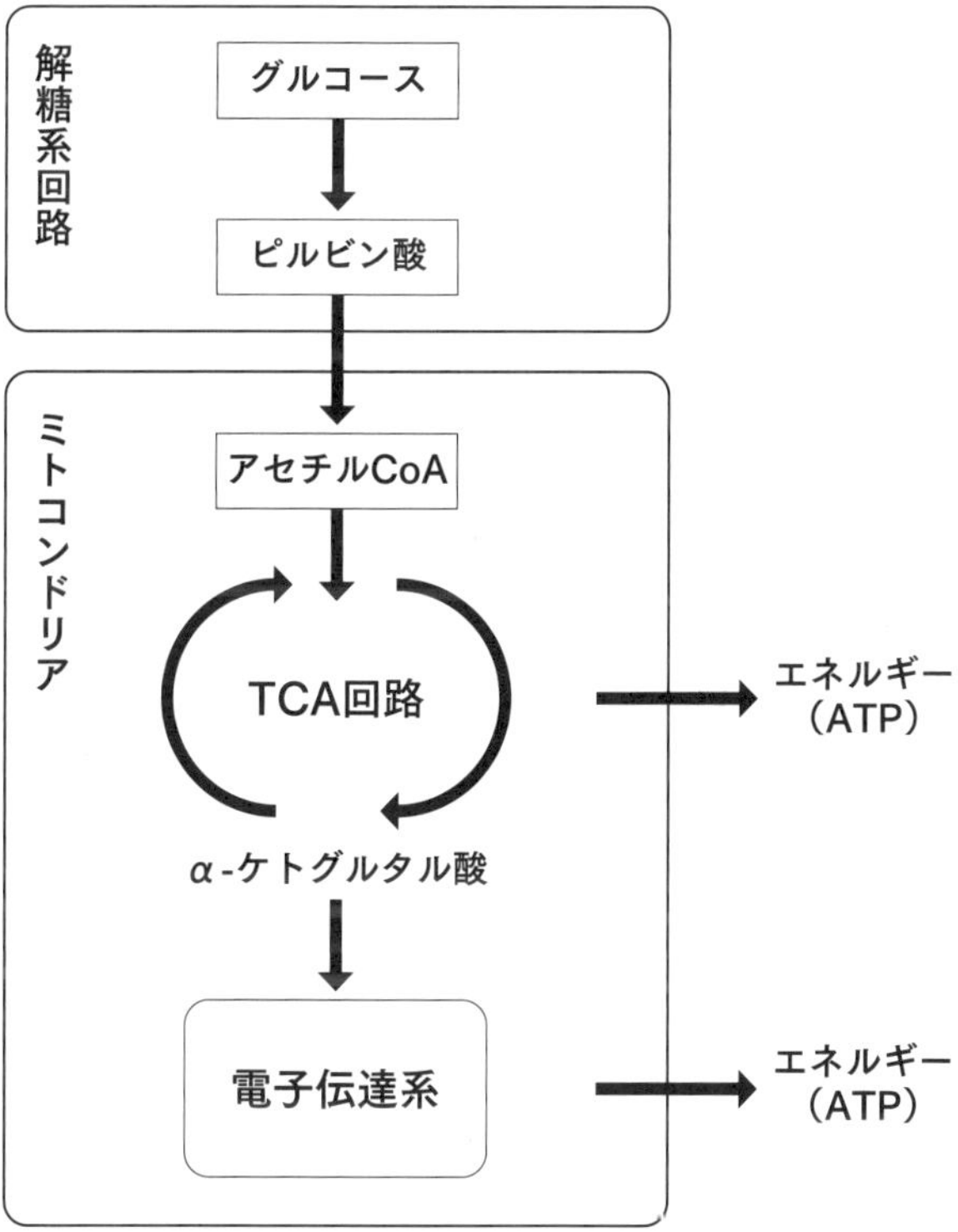
解糖系回路
グルコース
ピルビン酸
ミトコンドリア
アセチルCoA
TCA回路
α-ケトグルタル酸
電子伝達系
エネルギー
（ATP）
エネルギー
（ATP）

思いますし、無理があります。ただ、本書を読み進めていただくと、ミトコンドリア、アセチルＣｏＡ、ＴＣＡ回路という単語が何度も出てきます。

すべてを理解する必要はありませんが、これらが人間のエネルギーを産生するために大変重要な役割を持っている物質やしくみであることだけは覚えておいてください。

脂肪を蓄《たくわ》える「白色脂肪細胞」

さて、ここでもう一度、人類の歴史を思い出してください。

農耕は人類２００万年の歴史のなかで、１万年程度しか行なわれていません。日本に限れば、わずか２０００〜３０００年程度の歴史です。したがって、農耕以前の人類、つまり私たちの先祖は、生命を維持するためのエネルギーとなる炭水化物を、ふんだんに食べることなど不可能でした。そのため、木の実、果物、魚介類、獣肉などを細々と食べて日々の活動エネルギーを得ていたと推察されます。

このような厳しい食料事情を生き抜くために、人類は貧しい食物から得たエネルギーを効率よく吸収し、余ったエネルギーを蓄えるというサバイバルのためのメカニズムをつくりあげました。それが、「脂肪細胞」です。

ところが最近、健康飲料のテレビＣＭで、脂肪は、塩分、糖分とともに〝余分３兄弟〟といわれています。なかなかユニークなネーミングですが、これはふんだんに食料が得られる現代の先進国に限った話です。これらは昔も今も、人間の生命活動に不可欠な栄養素であることはいうまでもありません。

特に脂肪は、リパーゼという脂肪分解酵素が活性化すると、グリセロールや遊離脂肪酸として血液中に放出され、筋肉内に直接取り込まれ、エネルギーとして利用されたり、ＴＣＡ回路でエネルギーを産生したりするのです。しかも、そのエネルギー量たるや１ｇで９㎉。これは、ブドウ糖やたんぱく質（同４㎉）の２倍以上の熱量です。

エネルギーが脂肪では、脳に栄養を補給できず、早晩死んでしまうのでは、との疑問を持つ人がいるかもしれません。なぜなら、多くの医学者や研究者たちは、「脳のエネルギーはブドウ糖。それ以外は使えない」という〝常識〟に長年縛《しば》られてきたからです。

しかし、この常識はまちがいです。脳は、「ケトン体」という物質もエネルギー源にしています。そして、ケトン体を合成するための素原料が脂肪なのです。

つまり、脂肪は飢餓に際して人間が生き抜くために、脳や体にエネルギーを送り届けるための不可欠な栄養素だということがわかります。そして、この脂肪をリザーブしているのが「白色脂肪細胞」です。

したがって、白色脂肪細胞の数が多ければ多いほど、膨満すればするほど脂肪の蓄積量が多くなり、飢餓への対応能力は高くなります。ちなみに、人間の成人でおよそ300億個、肥満者では400〜600億個もの白色脂肪細胞が存在します。

つまり、エネルギー貯蓄量だけで見れば、肥満者ほど長期的なサバイバルが可能になるというわけです。このように、白色脂肪細胞は、飢餓に備えるためのエネルギー最終貯蔵庫として重要な役割を担っているのです。

人間の進化の歴史のなかで、脂肪細胞は小さい状態がほとんどでした。食料が豊富に得られた期間にまれに大きくなることがあったとしても、それは本当に一時的なものであり、現代人のように脂肪を溜め込むことは難しかったのです。

ロシアの絶食クリニックが示した事実

ここで、脂肪の役割を補完する意味で、絶食療法を行なっているロシア・ブリヤート共和国のゴリャチンスク診療所の興味深い治療・研究データを紹介しましょう。

これは、二〇一二年六月、ＮＨＫの番組「ＢＳ世界のドキュメンタリー　絶食療法の科学」で紹介されました。実は、この番組を監修したのは私です。これを観《み》ると、人間のエネルギー代謝のメカニズムや脂肪細胞の重要性が非常にクリアになります。

ゴリャチンスク診療所の絶食療法の源《みなもと》は、60年ほど前のモスクワ第１医科大学精神科診療所のユーリ・ニコラエフ医師までさかのぼります。同医師は、精神疾患を患《わずら》う患者さんの意思のままに絶食を15日間続けさせたところ、症状が軽くなり、社会に復帰するまで快復したことを不思議に思い、絶食の治療効果にかかわる研究を開始しました。

その結果、平均25～40日間の絶食療法は、統合失調症、恐怖症、うつ病、強迫性障害などの精神疾患の治療効果が高いことをあきらかにしたのです。

その後、旧ソビエト連邦では、40年にわたり絶食療法の科学的な研究が続けられ、一九九五年以降、ゴリャチンスク診療所が全ロシアの絶食療法の中心施設になりました。

同診療所の絶食期間は平均12日。病歴が長く、症状が重い人などでは3週間におよび、リューマチ、2型糖尿病、気管支喘息《ぜんそく》、胃腸疾患《しっかん》、心臓疾患、内分泌疾患、関節炎などで、一般の病院では満足な治療効果が得られなかった患者さんたちの、改善効果を示す1万例以上のデータを残しています。

では、なぜ絶食療法が、病気や症状の改善に役立つのでしょうか。

絶食を始めると2～3日で、蓄えていた栄養分を自《みずか》ら消化するといった激的な変化が体に現われます。いわば、飢餓に対する短期対応から長期的に対応するために、体のメカニズムが切り替わり始めたということです。そして、この時、血液の酸性度が上がり、頭痛、吐き気《はけ》、疲労感などに襲われる「アシドーシス」という症状が現われます。

ただ、アシドーシス期間がすぎると、絶食によるストレスが良い方向に働き、アドレナリン、ノルアドレナリン、グルカゴン、コルチゾール、セレトニン、ドーパミンなどのホルモンの分泌量を変化させ、ふだんは生活習慣などにより眠っている自己調節能力を高め、多くの病気を快方に向かわせていると考えられます。

現在、絶食療法についてはロシア、アメリカ、ドイツなどが積極的に研究を進めています。

二〇一二年二月、南カリフォルニア大学の老人学・生物科学のバルター・ロンゴ教授らは、「マウスに絶食させたところ、腫瘍《しゅよう》が弱体化し、化学療法の効果も上がった」とする研究結果を「サイエンス・トランスレーショナル・メディスン」に発表しました。

ロンゴ教授は二〇〇八年に、絶食は正常細胞を化学療法から守るとした研究成果を発表しています。また、二〇一〇年には、乳がん、尿路《にょうろ》がん、卵巣がんなどの患者10人を対象にした研究で、化学療法の2日前と1日後に絶食した場合、「化学療法の副作用が少なかった」とするデータも報告しています。

今回は、絶食によりがん細胞が脆弱《ぜいじゃく》になることを示すため、研究対象を乳がん、悪性黒色腫《こくしょくしゅ》（メラノーマ）、ヒト神経芽細胞腫《しんけいがさいぼうしゅ》、神経膠腫《こうしゅ》（グリオーマ）に広げ、マウスによる実験の結果、「すべてのがんで、絶食と化学療法を組み合わせた場合は、化学療法だけの場合よりも生存率が高く、腫瘍の成長が遅く、さらに、腫瘍の転移の程度が低かった」と報告しています。

このように、絶食の有効性は科学的に徐々に解明されはじめています。今後、さらなる科学的な治療効果が報告されれば、一般的な認知度もさらに高まっていくでしょう。

そして、長期にわたる絶食療法中の体を支えるエネルギーは、いうまでもなく、脂肪から合成されるケトン体なのです。

絶食中のエネルギーの96%をまかなう脂肪

人間は蓄えた脂肪だけで、どの程度生きられるのでしょうか？

この疑問は誰もが感じるのではありませんか。しかし、倫理的な理由から人間の臨床研究はできません。そこで、4カ月もの間、何も食べずに卵の上に座り込み、メスが持ち帰るエサを待ち続ける南極の皇帝ペンギンに注目が集まりました。

生理学を専攻するフランス国立科学研究センターのイヴォン・ル・マオ教授は、皇帝ペンギンの長期間の絶食を可能とするメカニズムを解明するために、絶食中のペンギンの消費するたんぱく質と脂肪のエネルギーバランスに着目しました。その結果、ペンギンはたんぱく質から４％、脂質から96％のエネルギーを得ていたのです。

この章のはじめに述べたように、生物の第一のエネルギーのブドウ糖はわずか12～13時間で枯渇してしまいます。その後、脂肪がケトン体を合成し、エネルギーとして使用されます。この間、筋肉中のたんぱく質から肝臓がブドウ糖を合成する糖新生もわずかに認められますが、生物は体のたんぱく質の半分を消費すると死んでしまうため、体のたんぱく質を維持するメカニズムがすぐに働き、エネルギー源は脂肪に切り替わります。

しかし、蓄えられた脂肪の80％を消費すると、たんぱく質を使わざるを得ない最終的な局面に陥ります。この段階で外部からエサをとらないと、さすがの皇帝ペンギンもやがて死を迎えます。

このデータを元に、マオ教授の同僚のロバン研究員は絶食中のラットの体重、尿などを分析し、たんぱく質の消費量を調べました。すると、絶食は向かないと思われていたラットのデータも、皇帝ペンギンとほぼ同じ結果になりました。ラットもたんぱく質を節約していたのです。

もし、このたんぱく質を節約するメカニズムが生物全体に共通し、進化の過程で獲得してきた能力なら、人間と皇帝ペンギンに差はありません。人間も長期間の飢餓を生き抜くために、脂肪を主なエネルギー源として、たんぱく質を節約するというメカニズムを持っていることになります。

仮に体重70kg・体脂肪率20％の人なら、脂肪の蓄積量は14kg。エネルギー量に換算すると12万6０００kcalにも達します。10万kcal以上のエネルギーがあれば、1日２００0kcal消費しても、理論上は50日以上水だけで生きることができるのです。

このように脂肪は圧倒的なエネルギーを蓄積しています。人間や生物が脂肪を蓄積するのは、飢餓に備えているからにほかなりません。

脂肪を燃やす「褐色《かっしょく》脂肪細胞」

脂肪細胞は、中性脂肪を溜め込む白色脂肪細胞と、脂肪や糖分を燃やす役割を持つ褐色脂肪細胞の2種類があるといわれています。

したがって、褐色脂肪細胞が多ければ多い人ほどやせやすい、と考えられますが、それはあくまでもマウスやラットを使った実験上のデータです。人間にも存在するかといえば、まだ、研究者たちがディスカッションをしている段階にすぎません。2年ほど前、世界でもっとも信頼性の高い科学学術誌のひとつである「ネイチャー」に「褐色脂肪細胞が見つかった」との論文が発表され、本当にあったのか、と話題になったほどです。まず、ここを理解してください。

白色脂肪細胞は一般的に体脂肪を蓄え、体にエネルギーを与えるリザーバーであると前述しました。脂質や炭水化物を過剰にとるような食習慣がある人は、中性脂肪をどんどん白色脂肪細胞内に溜め込んで、細胞を膨満させます。

白色脂肪細胞を顕微鏡で見ると、小さな細胞は直径50〜60㎛（マイクロメートル。1㎛は1000分の1㎜）程度ですが、中性脂肪を溜め込んで膨満すると100〜1

30㎛まで大きくなります。

　ここまで大きくなると面積で9倍、体積で27倍にもなるので高度肥満につながります。この大きさが肥満細胞の膨満の限界と考えられ、それ以上の脂肪を体内に取り込むと、白色脂肪細胞はリザーバーとしての機能を失い、肝臓や筋肉に溜め込まれます。

　ただし、体重が150kg、200kgを超えるような超高度肥満者（BMI40以上）では、第1章で脂肪細胞の数は思春期までに決まると述べましたが、既存の脂肪細胞を膨満させるだけではなく、新たな脂肪細胞がつくられていると考えられます。

　いっぽう、褐色脂肪細胞は、白色脂肪細胞から脂肪が分解すると合成される遊離脂肪酸を取り込み、燃焼させます。つまり、エネルギーを合成するコンロと考えてもいいでしょう。実際にマウスやラットのエネルギー代謝が亢進《こうしん》している場合は、「褐色脂肪細胞が増える」との報告も出ています。

　褐色脂肪細胞内には、ミトコンドリアの機能や数が非常に発達しています。ミトコンドリアは細胞内でエネルギーをつくりだす器官なので、血流量も豊富です。血液に

白色脂肪細胞と褐色脂肪細胞

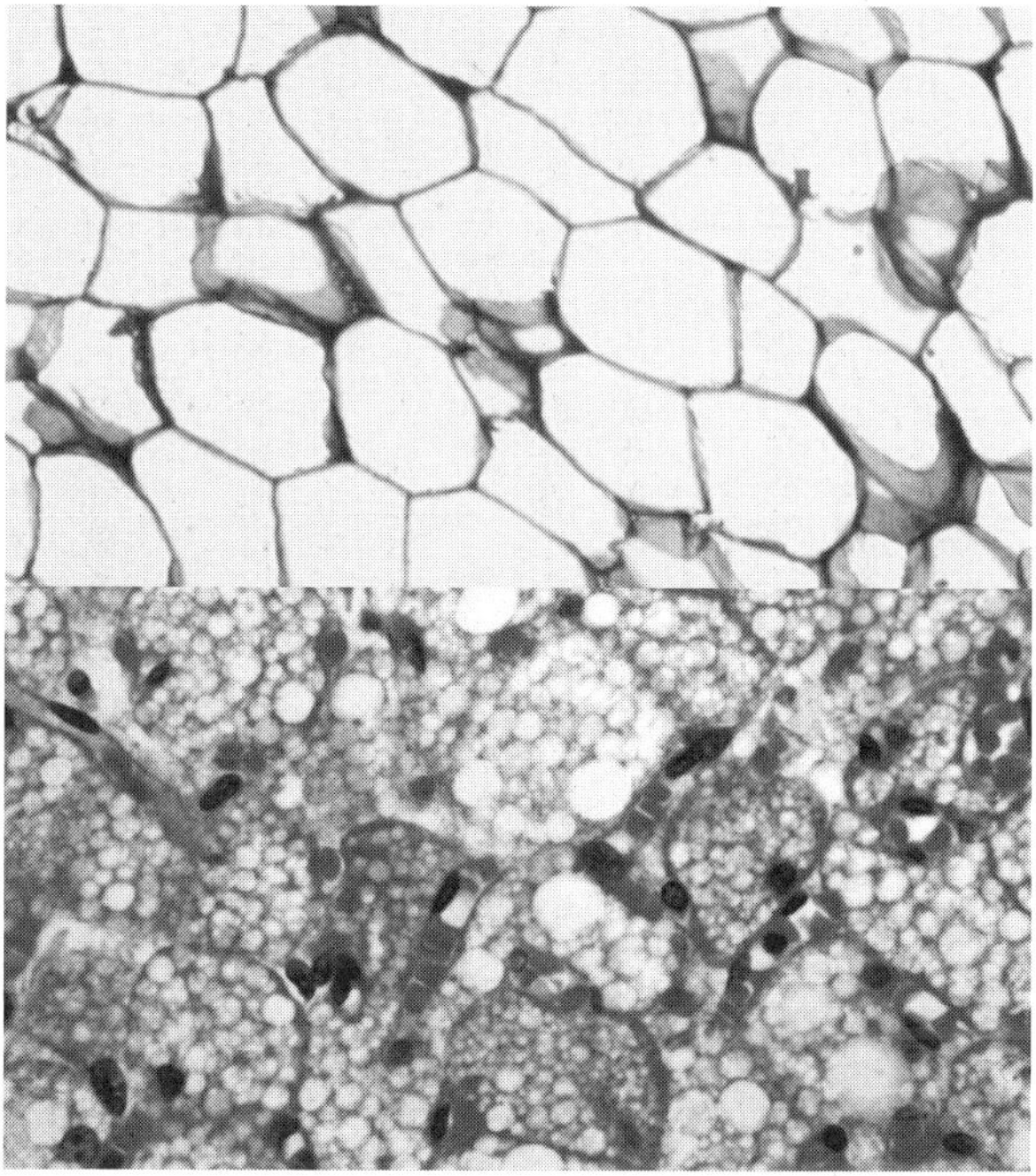

白色脂肪細胞（人間・成人、写真上）は、その大部分をひとつの脂肪滴《しぼうてき》（脂肪のかたまり）が占め、白くはっきりと見える。褐色脂肪細胞（人間・幼児、写真下）には、中小の脂肪滴が多数ある

は鉄分の多いヘモグロビンが含まれるため、顕微鏡でのぞくと褐色に見えます。これが褐色脂肪細胞といわれる所以《ゆえん》です。

褐色脂肪細胞は、マウスやラットの背中にたしかに存在し、その働きも確認されています。人間の褐色脂肪細胞は、生後まもない頃に100gほど確認されますが、大人になるとその存在もわからず、取り出しかたもわかっていません。

がんの診断などに使われるPET(ポジトロン・エミッション・トモグラフィー)という画像診断装置を用いると、首や肩甲骨《けんこうこつ》の周囲、脇《わき》の下などに褐色脂肪細胞と同じような性質を持つ細胞が確認できるといわれています。ただ、それが褐色脂肪細胞なのか、生理学的にどのような役割をはたしているのか、などについてはまだ研究段階です。

最近、「褐色脂肪細胞を活性化してやせる」などと謳《うた》うダイエット法があるようですが、そのエビデンス(科学的根拠)はあくまでもネズミの話。人間に対するエビデンスはまだ示されていないのが現状です。

筋肉細胞は、褐色脂肪細胞の代わり!?

それでは、脂肪を溜め込む白色脂肪細胞と、脂肪を溜め込み燃焼させる褐色脂肪細胞はどのような関係にあるのでしょうか？

従来は、さまざまな考えかたがありました。

ひとつは、白色脂肪細胞はひたすら脂肪を溜め込み、肥満の原因やメタボリックシンドローム、糖尿病を引き起こすヒール（敵役）に対し、褐色脂肪細胞は体をスリムに保つベビーフェース（善玉役）。ただ、どちらも同じように脂肪を溜め込むので、発生過程が同一の兄弟細胞ではないかという考えかた。

もうひとつは、両者はまったく別の細胞から発生する。さらに、赤ちゃんの頃は認められる褐色脂肪細胞が大人になると確認できないのは、褐色脂肪細胞が白色脂肪細胞に変わるから。あるいは逆に、白色脂肪細胞が褐色脂肪細胞になるといった考えかたです。

ところが、ハーバード大学医学部ダナ・ファーバー癌《がん》研究所のブルース・スピーゲルマン博士らにより、「白色脂肪細胞と褐色脂肪細胞は、細胞分裂を進める過程で形成される『中胚葉《ちゅうはいよう》』からできる」とあきらかにされました。

中胚葉は分化（細胞分裂）を繰り返しながら、徐々に骨や筋肉、あるいは脂肪細胞などの専門性を獲得し、その後、骨や白色脂肪細胞となる方向へ分化を進めるものと、筋肉や褐色脂肪細胞になる方向のふたつに分かれます。

つまり、白色脂肪細胞は分化次第で骨になる細胞、褐色脂肪細胞は筋肉になる細胞というのですから、両者は別の細胞から発生するわけです。

褐色脂肪細胞と筋肉には、ミトコンドリアが豊富に存在し、熱（エネルギー）を発生させるので、褐色脂肪細胞と筋肉が同じ細胞から生まれた〝兄弟〟、というのはきわめて理解しやすい話です。

このことから、マウスやラットでエネルギー消費する中心組織の褐色脂肪細胞の役割を、人間や人間に近い哺乳類《ほにゅうるい》においては筋肉細胞が担っているのではないかと、スピーゲルマン博士は提唱しています。

第3の脂肪細胞「ベージュ脂肪細胞」の発見

さらにスピーゲルマン博士は、二〇一二年七月に「ベージュ脂肪細胞（白褐色脂肪細胞）」という第3の脂肪細胞が、肥満や糖尿病治療に役立つのではないかと発表し、多くの研究者を驚かせました。

ベージュ脂肪細胞の存在については、二〇〇八年にスピーゲルマン博士自らがすでに指摘していましたが、今回の研究は、ほかの脂肪細胞と遺伝的にどのような違いがあるのか分析したものです。博士は前述のように、褐色脂肪細胞は脂肪でありながら筋肉と同じ幹細胞から分化したものであることを提唱しています。

これに対しベージュ細胞は、①褐色脂肪細胞のなかのミトコンドリアに多く存在し、熱を発生させる「ＵＣＰ１（脱共役たんぱく質）」というたんぱく質の発現量が少ないことから、褐色脂肪細胞が変化したものではない②人間が寒さにさらされたり、筋肉運動を行なうと分泌が促進される「Ｉｒｉｓｉｎ（アイリスイン）」というホルモンの働きにより、白色脂肪細胞がベージュ細胞に変化し、高レベルのＵＣＰ１を発現させ、褐色脂肪細胞と同じように効率的にエネルギーを消費するというのです。

このため、白色脂肪細胞を運動や体温調節機能によって刺激し、ベージュ脂肪細胞に変えれば、肥満、糖尿病、メタボリックシンドロームの治療に役立てることができるのではないかという主張です。

いっぽう、第3の脂肪細胞については、コロラド大学の医学部チームも、新タイプの脂肪細胞を発見したと二〇一〇年に発表しています。

ヒトの遺伝子を持つ特殊なマウスをつくり観察すると、マウスの腹部の深い所に骨髄幹細胞の性質が残った脂肪細胞があり、それは脂肪と糖の分解を遅らせる作用を持っているというのです。

ただ、ベージュ細胞や特殊な脂肪細胞など、第3の脂肪細胞の存在や生物学的機能については、褐色脂肪細胞同様、ほとんど未知数です。今後、研究が進み詳細があきらかになれば、スピーゲルマン博士の提唱どおり、肥満に由来する多くの病気の予防や治療に貢献するのではないかと思います。

また、人間の脂肪細胞についてはまだわからないことが多いので、将来的にはさらに新しい脂肪細胞が提唱される可能性も捨てきれません。

肥満を防ぐホルモン「レプチン」

ここまで、白色脂肪細胞は飢餓に備えたエネルギーの最終貯蔵庫、褐色脂肪細胞は脂肪を溜め込みながら、脂肪を燃焼し、エネルギーを産生するコンロと述べてきました。ただ、これらは脂肪細胞の持つ多様な生物学的機能のなかの、ほんのわずかな働きにすぎません。

たとえば、白色脂肪細胞は中性脂肪を溜め込むだけではなく、脂肪の合成・分解をはじめ、体内でさまざまな生理機能を活性化する多くのホルモンを分泌しています。

そのひとつが、一九九四年にロックフェラー大学のジェフリー・フリードマン博士らが発見した「レプチン」というホルモンです。

レプチンは、脂肪が増えると大量に分泌され、視床下部のニューロンを刺激して食欲を抑制するとともに、交感神経に働きかけてエネルギーの消費量（基礎代謝量）を高めます。

つまり、脂肪細胞は飢餓に備えて脂肪を蓄えるいっぽう、一定以上の脂肪がつかないように脂肪細胞自らが、体脂肪のバランスをとっているとも言い換えられます。

ただ、ここで疑問がわいてきませんか。レプチンが脂肪の蓄積量を調節するなら、肥満者がいなくなるはずだ、と。しかし、現実的には欧米には体重が３００kgを超える驚愕《きょうがく》すべき肥満者がいて、日本人の脂肪蓄積量も増えています。

その原因は、レプチン抵抗性。つまり、レプチンの働きが悪くなるということです。そのメカニズムはまだ十分に解明されたわけではありませんが、脂肪が一定量を超えて蓄積すればするほど、レプチン抵抗性が強くなります。すると、食欲を抑《おさ》え、基礎代謝量を上げるという本来の働きが弱くなり、その結果、食欲が治まらず、太る、さらにレプチン抵抗性が強くなるといった悪循環に陥ります。

このほか、白色脂肪細胞は、71ページの図のように血液を固める性質を持つＰＡＩ-１、血糖を低下させるインスリンの働きを弱めるＴＮＦ-α、全身の血管の傷を修復するアディポネクチン、女性ホルモンのエストロゲンなどの数多くのホルモンを分泌しています。

ＰＡＩ-１が増えれば外傷を負った場合、血液が凝固《ぎょうこ》しやすくなる半面、心筋梗塞や脳梗塞リスクを高めます。また、内臓脂肪にＴＮＦ-αが増えれば糖尿病に、逆

脂肪細胞が分泌するホルモン

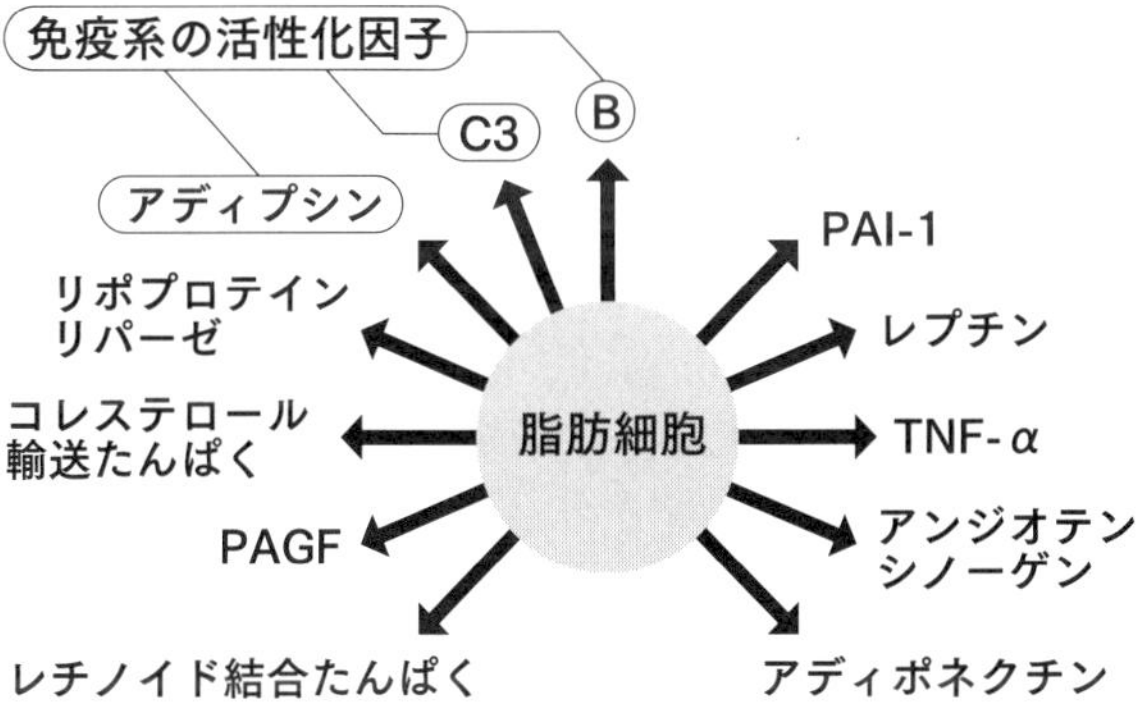

（吉田俊秀著『日本人が一番やせるダイエット』より）

にアディポネクチンが減少すると血管が傷つきやすくなります。

このように、白色脂肪細胞は単なる中性脂肪の貯蔵庫ではなく、体の生理に大きな影響を与える働きもしています。このため、脂肪を研究する学者のなかには「脂肪細胞は肝臓や心臓などと同じ臓器である」という人までいるほどです。

私は臓器とは考えませんが、脂肪細胞は飢餓から人間を守ったり、体の不調を整えたりするために長い年月をかけて獲得した、人間に不可欠な組織であることはまちがいないでしょう。

この章では、脂肪細胞が脂肪を溜めるメ

カニズムやその働きについて述べてきました。

次章では、いよいよ肥満に関連する遺伝子群について述べていきますが、レプチン、アディポネクチンなどの脂肪細胞が放出するホルモンは、肥満関連遺伝子群にも大きくかかわっている、ということをまず、頭の隅《すみ》にとどめておいてください。

第3章

肥満遺伝子の発見

太りやすい体質

「両親が太っているから、私が太るのもしかたがない……」

ある20歳前の女性の患者さんが、このように嘆《なげ》いていました。

たしかに、彼女のご両親はふくよかな方たちで、メタボリックシンドロームの疑いが強かったので、私もダイエットをすすめたことがありました。ただ、親が太っていれば、子どもも太るというのは本当でしょうか。

一般的には両親が肥満していると、子どもが太る確率は80％、母親が肥満だと70％、父親が肥満なら30％、といわれています。

しかし、最近の研究レポートのなかには、「8～9歳の３０２５人を対象に調査したところ、父親が肥満で、母親が平均体重の場合、子どもが肥満になる確率は非常に高い」（オーストラリア・ニューカッスル大学）、「親から肥満遺伝子を受け継いでも、その影響は１％程度」（「アメリカン・ジャーナル・オブ・クリニカル・ニュートリション」二〇一〇年）といった報告があり、はっきりしたことはわからない、というのが現状です。

親が太っていると子どもも太るのは、ここまで、再三述べてきたように、その家庭環境になんらかの問題があるからです。特に食生活が問題で、炭水化物や脂質を好み、大量にとるような食生活を送っている家庭では、親にも子にも必然的に肥満が発生します。

アメリカの有名な研究に、ほぼ１００％同じ遺伝情報を持つ一卵性双生児を、20年間別々の環境で生活させた、という実験があります。このような研究が倫理的に許されるのかどうかは別にして、とにかく、一卵性双生児なので、１人が太れば、もう１人も太るのではないかと推察されました。

ところが、１人は太ったものの、もう１人に肥満はありません。その後、一緒の環境で生活させると２人とも太った、というのです。これは、太りやすい体質を受け継いでも、実際に太る原因は環境因子にあることを示しています。

では、太りやすい体質とは、どのようなものでしょう。この章では、遺伝子レベルでその因子を解明していきたいと思います。

「肥満遺伝子」とは何か？

日本人の3人に1人が持つといわれる「肥満遺伝子」、正確には「肥満に関連した遺伝子群」は、たしかに存在します。

これらの遺伝子群について話を進めていきますが、その前に遺伝学上の基本的なことを確認しておきましょう。まず、「遺伝子」「DNA」「ゲノム」などの意味を混同している人が多いので、明確にしておきます。

私たちの体には約60兆個の細胞があり、そのひとつひとつの細胞のなかに核が存在しています。そして核のなかには、2本の紐《ひも》が絡《から》み合ったような二重らせん構造をしたDNA（デオキシリボ核酸）という化学物質が入っています。

DNAは、A（アデニン）、T（チミン）、C（シトシン）、G（グアニン）という4種類の塩基《えんき》と呼ばれる分子による30億個の塩基対《えんきつい》（ATとCGのペア）で構成され、生命の設計情報ともいえる遺伝子を2万数千個も含んでいます。

さらに、それぞれの遺伝子には1000以上の遺伝情報が書き込まれており、それらは必要に応じて、必要な部分だけを「mRNA（メッセンジャーRNA）」という分子が転写し、たんぱく質が翻訳し、遺伝情報を伝えます。

「ひとつの遺伝子は、ひとつのたんぱく質をつくる科学的なレシピである」とは、イギリスのアーチボルト・ガロット医師の言葉ですが、この言葉は単純ながら、遺伝子の真実を衝《つ》いています。

　つまり、DNAや遺伝子はともに生命の設計図を担っていますが、DNAは化学物質であり、遺伝子は生命活動に必要なたんぱく質の構造が書き込まれた情報部分と理解してください。

　そして、遺伝子情報により合成される化学物質が「遺伝子産物（ジーン・プロダク

DNAの二重らせん構造

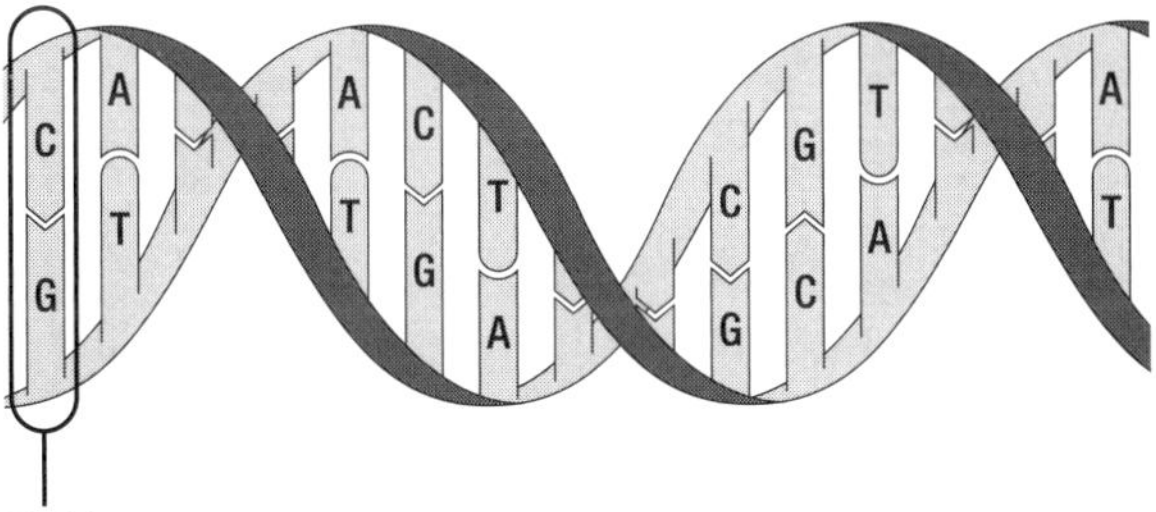

塩基（ATとCGの2種類）

ト）」です。

いっぽう、ゲノムはドイツ語です。日本語では「全遺伝情報」と訳されていますが、ＤＮＡに書き込まれた人体の設計図の全情報と考えていただいてかまいません。そして、人間のゲノムは二〇〇三年までに、99％の配列が、99・99％の正確さで解析されています。

これは、一九九〇年にアメリカで始まった「ヒトゲノム計画」というプロジェクトによるもので、各国のゲノムセンターや研究機関の協力、ゲノム解析技術の進歩、コンピュータ関連技術の進歩などが重なり、二〇〇〇年にドラフト（ゲノムの下書き）が公表され、二〇〇三年に全遺伝子のゲノムが解析されたとして終了したのです。

この間わずか13年、一九五三年のＤＮＡの二重らせん構造発見からちょうど50年目。人間の遺伝子科学は驚くべきスピードで進歩しているわけです。ただ、解析されたゲノムデータを解釈する研究は始まったばかりです。

今後、ゲノムデータの研究がさらに進捗《しんちょく》すれば、がんや難病に対する創薬《そうやく》・治療に、大きく貢献することになるはずです。

なぜ、肥満遺伝子は受け継がれてきたか？

遺伝子という概念を最初に発見したのは、グレゴール・Ｊ・メンデルです。

彼は、聖アウグスチノ修道会の司祭で、２年かけてエンドウ豆の純系《じゅんけい》（後述）を準備し、その後、形や色の異なるエンドウ豆を掛け合わせる研究を13年間続け、一八六五年に「植物の雑種に関する実験」という論文を発表しました。これが「メンデルの法則」で、遺伝学を誕生させるきっかけとなったエポックでした。

メンデルの法則は、「優性の法則」「分離の法則」「独立の法則」の三つの法則から成り立ちます。

メンデルは、エンドウ豆の形や色を決定するのは、ふたつで１組の「遺伝因子」であり、いっぽうの遺伝因子の形質のみが表現型として現われる、と考えました。

たとえば、赤い花を咲かせるエンドウ豆の遺伝因子Ａ（優性）と、青い花を咲かせる遺伝因子ａ（劣性）を掛け合わせるとどうなるでしょう？（81ページの図）

遺伝因子Ａとａは、現在では「対立遺伝子」と呼ばれていますが、この２種の遺伝子の子どもの世代の組み合わせはＡａ、Ａａとなり、必ず赤い花が咲きます（優性の法則)。次にＡａ、Ａａの掛け合わせでは、ＡＡ、Ａａ、ａａの3種類の組み合わせ(孫の世代)ができて、ＡＡ、Ａａの遺伝子を持つものは赤い花、ａａは青い花が咲く(分離の法則)というわけです。

ちなみに、優性とは「優れている」ということではなく、「顕在化しやすい」という意味です。また、前世代から同じタイプの遺伝子を受け継いだＡＡ、ａａは「ホモ接合体(純系)」、遺伝子をひとつずつ受け継いだＡａを「ヘテロ接合体」といいます。

つまり、純系のエンドウ豆の種子を交配に用いた場合、第1世代(親)はホモ接合体どうし、第二世代(子)はヘテロ接合体どうしの組み合わせになりますが、第3世代(孫)以降の対立遺伝子は、多様に変化して膨大な遺伝子プール(交配可能な集団)が形成されます。

そのなかで生き残るエンドウ豆の遺伝子は、「適者生存の法則」により、自然環境などに適応したものだけで、それ以外の遺伝子はやがて淘汰《とうた》されてしまいます。

これは、人類も同様です。私たちの祖先のホモサピエンスが15万年前にアフリカ大陸で誕生して以来、対立遺伝子は多様に変化してきたはずですが、現代人まで受け継

メンデルの法則

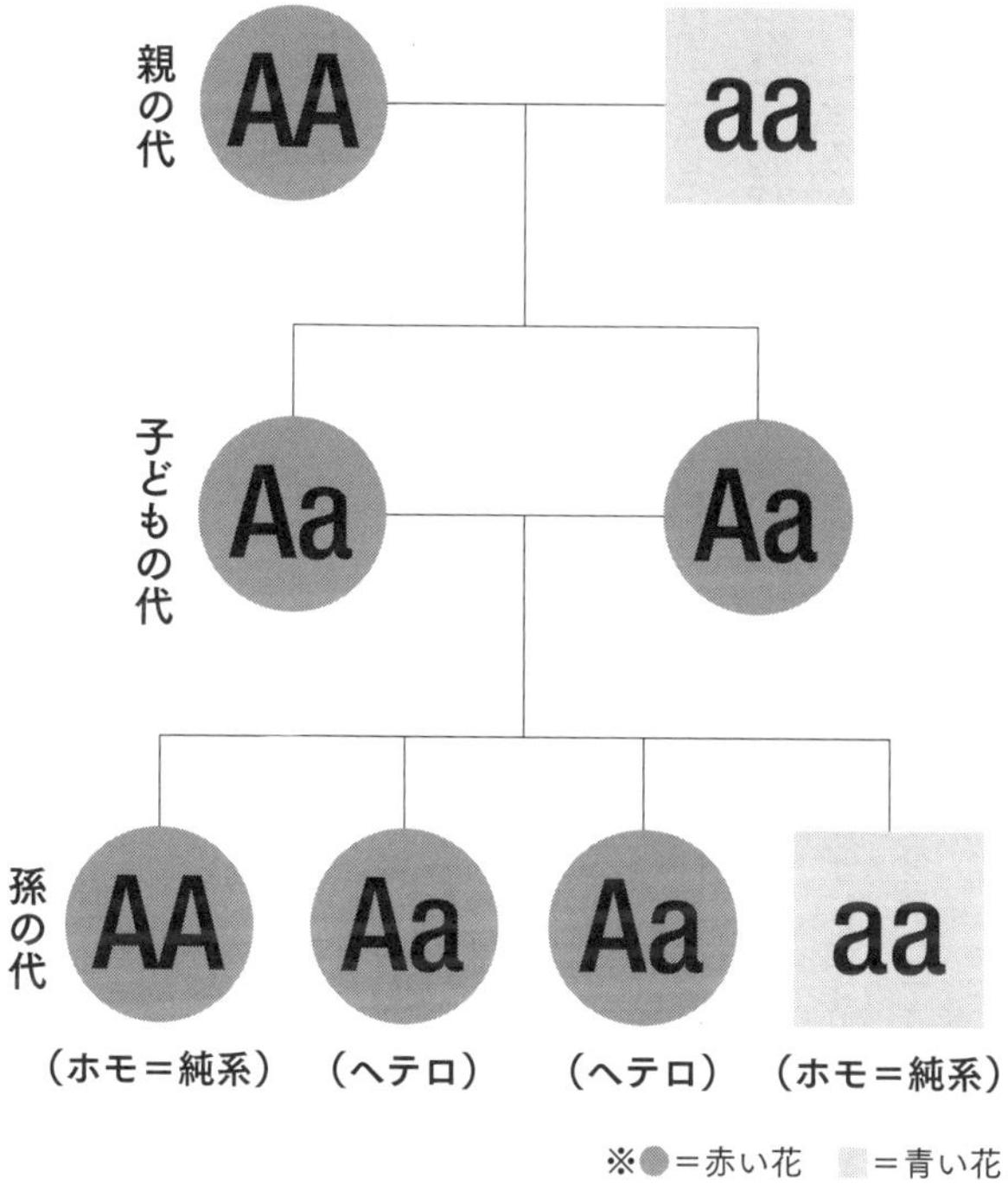
親の代
AA
aa
子どもの代
Aa
Aa
孫の代
AA
Aa
Aa
aa
（ホモ＝純系）
（ヘテロ）
（ヘテロ）
（ホモ＝純系）
※●＝赤い花　＝青い花

がれている遺伝子は、環境に適応したものだけです。

この章のテーマの肥満に関連した遺伝子群も、厳しい自然環境のなかで脈々と形成され、受け継がれてきたのです。

病気と遺伝子の関係

種の起源が同じ人間とチンパンジーの遺伝子は、約99％同一です。それが、人間どうしだと99・7～99・9％に高まります。つまり、わずか1％の遺伝子の違いが人間とチンパンジーを分け、0・1～0・3％の違いが個々の人間に個性や多様性をもたらしているわけです。

では、なぜ、先祖が同じ人類に、遺伝子の違いが出てくるのでしょうか。

それは、遺伝子の遺伝情報が伝わる過程で変異が起こり、人種を分けたり、体質を変えたりするからです。さきほどひとつの遺伝子には1000以上の遺伝情報が書き込まれている、と説明しました。人間の遺伝子変異はこの情報が伝わる時、つまり、受精して新しい個体がつくられる時に起こります。ただし、その変異が起こる確率は

10億分の1程度。

したがって、2世代や3世代などで遺伝子の変化はほとんどなく、それこそ長い年月をかけて、少しずつ遺伝子は変異していきます。しかも、個体の生命や生殖に不利に働く遺伝子変異が受け継がれることはありません。

なぜなら、そのような変異を受け継いだ個体は生きていけないし、子孫を残すこともできず、やがて淘汰される運命にあるからです。つまり遺伝子変異は、生存が可能なケースに限り受け継がれ、人間をはじめとする生物に蓄積されているのです。

さらに遺伝情報は、環境や生活習慣など後天的な外部要因にも影響を受けて変化し、新たな遺伝子を発現させます。

それでは、病気と遺伝子の関係はどうなっているのでしょうか？　たとえば、高血圧家系、糖尿病になりやすい家系などといわれることがありますが、実はここにも遺伝子は関与しています。

ただし、染色体異常をともなうようなまれな病気は遺伝子の「突然変異（ミューテーション）」が原因で発症するのに対し、糖尿病や高血圧など多くの人がかかる病気の遺伝的基盤は、ありふれた遺伝子の変異という意味の「遺伝子多型《たけい》（SNP＝スニップ）」と呼ばれています。

そして、次に説明する倹約遺伝子や肥満体質に関連した遺伝子群も、SNPが関与しています。

「倹約遺伝子」の存在

「やせの大食い」といわれるように、いくら食べても太らない人や、あまり食べなくても太ってしまう人がいます。これは、「倹約遺伝子」を受け継いでいるか、いないかの違いです。

倹約遺伝子とは、飢餓に苦しんだ人類の先祖が、少量の食物でもエネルギーを蓄え、カロリーの消費量をなるべく抑えるために獲得した遺伝子です。農耕以前の縄文時代の平均寿命は、15歳程度という研究報告がありますが、これほど短命なのは食料不足による飢えと栄養障害の影響が大きかったと思われます。

ところが、豊穣な食料を蓄え、飢える心配のない現代の先進国で、食べたいだけ食べればどうなるでしょう。倹約遺伝子を受け継いだ人は、もともとエネルギーを溜め込みやすい体質を持ち、1日に必要な基礎代謝量も低めに抑制されているのでどんどん脂肪を蓄積します。そして、肥満を原因とする糖尿病やメタボリックシンドロームなどの病気につながります。

長い期間、粗食に甘んじていたアメリカのピマ・インディアンや、オセアニアの先住民のアボリジニには、この現象が顕著です。近代化とともに、西洋流の食生活が導入されて、肥満者やインスリン非依存型糖尿病（2型糖尿病）が急増しました。これを疫学《えきがく》的には「新世界症候群」といいます。

その原因を説明するために、集団的遺伝学の立場から、ミシガン医科大学・人間遺伝学のJ・V・ニール教授が一九六二年に提唱したのが「倹約遺伝子仮説」です。

この仮説の中心概念は「人類は乏《とぼ》しく不安定な食物供給に適応するために、倹約遺伝子型の頻度が上昇。倹約遺伝子型はエネルギーを節約して生存できたのに対し、非倹約遺伝子型は飢餓で死亡。近代化とともに食物が安定供給されるようになると、倹約遺伝子型はエネルギーが過剰となり、それが蓄積されると肥満やインスリン非依存型糖尿病が増加する」というものです。

その後も、ニール教授の仮説を裏づける研究が続き、仮説は定説になっていきます。ただ、どのような遺伝子が、どのようなメカニズムで働き、エネルギーを倹約しているのか、ほとんどわかっていませんでした。

ところが、バイオテクノロジーの進歩などを背景に、一九九四年に第2章で触れた肥満関連遺伝子産物のレプチンが、翌一九九五年にはピマ・インディアンから「β3アドレナリン受容体遺伝子多型」が発見され、倹約遺伝子仮説が正しいことが証明されました。

つまり、倹約遺伝子と肥満遺伝子は同義語であり、飢餓に備えた縄文時代は倹約遺伝子として働き、飢餓とは無縁の現代の先進国では肥満につながる遺伝子として働いているというわけです。

日本人は、肥満遺伝子を持つ人が多い

さて、ここから肥満遺伝子の「β3アドレナリン受容体」について説明します。ま

ず、第2章で触れたレプチンというホルモンを思い出してください。レプチンは「脂肪が増えると大量に分泌され、視床下部のニューロンを刺激して食欲を抑制するいっぽう、交感神経に働きかけてエネルギーの消費量を高めるホルモン」と説明しました。

ただ、レプチン抵抗性が起こると逆に太る、さらにレプチン抵抗性が起こるといった悪循環に陥ります。このレプチン抵抗性に、β３アドレナリン受容体が深くかかわっています。

β３アドレナリン受容体は本来、交感神経が放出を促《うなが》すアドレナリン、ノルアドレナリンというホルモンと結合すると、脂肪細胞中の中性脂肪を燃やす働きをしています。つまり、β３アドレナリン受容体は、肥満を防ぐ役割を持つ遺伝子といえます。

ところが、β３アドレナリン受容体の４０８個あるアミノ酸のうち、端《はし》から64番目にあるアミノ酸に変異（トリプトファンかアルギニンかの違い）が認められると、基礎代謝量が約２００㎉低下するといわれ、脂肪を溜めやすくなってしまいます。

肥満を起こしやすいのはアルギニン型ですが、高度肥満や糖尿病の多いピマ・インディアンの約半数はこのタイプであることが一九九五年に確認され、肥満遺伝子といわれるようになりました。

この遺伝子を持つ割合は、アメリカ人（白人）が10％。これに対し日本人は34％（89ページのグラフ）。「日本人の3人に1人が肥満遺伝子を持っている」「日本人は太りやすい」といわれるのは、これが原因です。

ピマ・インディアンや日本人などのモンゴロイドに、このような遺伝子変異が現われたのは、欧米人に比べて、厳しい飢餓との戦いを強いられたためではないかと考えられます。

日本人の96％が持つ肥満遺伝子「ＰＰＡＲγ」

現在、肥満に関連する遺伝子は約60種類ほど確認されています。

その代表的な遺伝子は91ページの表のとおりですが、β3アドレナリン受容体とともに、日本人に多いのは「ＰＰＡＲγ（ペルオキシソーム増殖因子活性化受容体γ）」と

人種別・肥満遺伝子を持つ人の割合

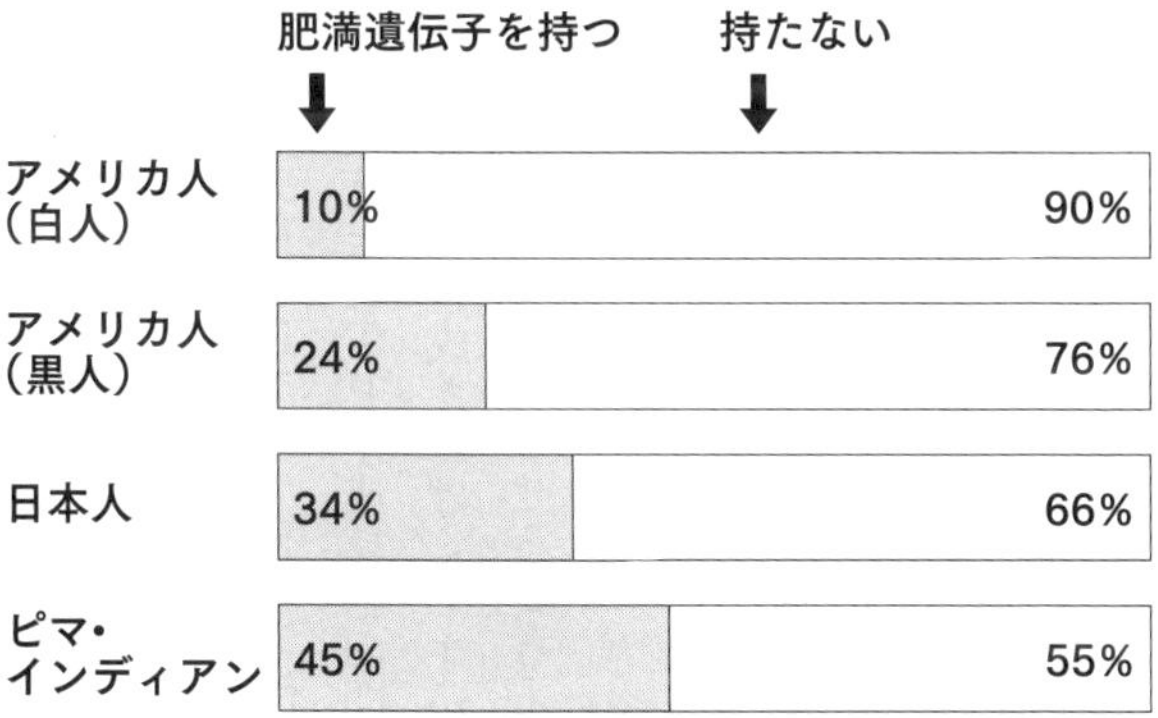

（吉田俊秀著『日本人が一番やせるダイエット』より）

「UCP1（脱共役たんぱく質）」という遺伝子です。

　PPARγは、DNAに結合し、書き込まれた遺伝情報をコピーする働きを持つ転写因子で、脂肪細胞の分化に大きくかかわっています。

　この物質の活性が高まると脂肪を溜めやすくなり、逆に低ければ肥満しにくいことがわかっています。

　その活性の高低を決めているのは、PPARγの遺伝子に変異があるかないかの違いです。具体的には端から12番目のアミノ酸が、アラニン型かプロリン型の違いで活性度が異なります。

アラニン型ではＰＰＡＲγの活性が低く、エネルギー消費型で太りにくくなるのに対し、プロリン型は活性を高め、脂肪が蓄積しやすくなります。そして、日本人の96％、白人の80％がこのプロリン型です。

いっぽう、ＵＣＰ1は、有酸素代謝によりＡＴＰを生成するミトコンドリア内にあり、代謝反応とＡＴＰ生成反応の間の連絡（共役）を阻害することで、糖や脂質を直接熱に変える熱合成たんぱくですが、ここに変異（ＳＮＰ）があると1日の基礎代謝量を100kcal程度低下させると考えられ、日本人の25％が該当します。

つまり、ここまでに紹介したβ3アドレナリン受容体、ＰＰＡＲγ、ＵＣＰ1の遺伝子変異をすべて持つ人は、まったく持たない人に比べて1日の基礎代謝が300kcalも低くなるので、太りやすくなるのです。

やせやすい遺伝子「浪費遺伝子」

いっぽう、エネルギーを溜め込み脂肪に変える肥満遺伝子（倹約遺伝子）に対し、エネルギーを熱に変え、直接放散する「浪費遺伝子」も存在します。

おもな肥満遺伝子

遺伝子	遺伝子多型	基礎代謝量（kcal/1日）
β3アドレナリン受容体	β3-AR（Trp64Arg）	−200
β2アドレナリン受容体	β2-AR（Arg16Gly）	＋300
UCPファミリー	UCP1（A-3826G）	−100
PPARγ2	Pro12Ala	＋100
FABP2	Ala54Thr	−100
Kir 6.2	Glu23Lys	＋100
Angiotensinogen	Met235Thr	＋250
RAGE	Gly1704Thr	−350
Lymphotoxin-α	252A/G	−100
SUR	SUR1 Exon31（AGG1273AGA）	＋350

（吉田俊秀著『日本人が一番やせるダイエット』より）

それが、「ＵＣＰ１」や「β２アドレナリン受容体」、さらに女性の肥満とインスリン抵抗性に関係が強い「アンジオテンシノーゲン遺伝子多型（Ｍｅｔ２３５Ｔｈｒ）」などです。これらの遺伝子を受け継ぐと、91ページの表のように、１日の基礎代謝量を増やすことがわかっています。

ＵＣＰファミリーは現在、マウスの褐色脂肪細胞内で発見された「ＵＣＰ１」、ヒトの白色脂肪細胞内の「ＵＣＰ２」、そして最近、「ＵＣＰ３」が骨格筋や速筋線維《そっきんせんい》に多く発現していることが確認され、「ＵＣＰ４」もクローニングされました。

ＵＣＰ３を多量に発現するマウスを作成すると、多食にもかかわらず、体脂肪は減少します。さらに、ピマ・インディアンを対象にした研究では、ＵＣＰ３の発現レベルとＢＭＩに負の相関が、安静時代謝率には正の相関があることが報告されています。

つまり、ＵＣＰ３は筋肉の発熱に重要な役割を担う、肥満しにくい体質に関係する遺伝子といえるでしょう。「Ｋｉｒ６・２」「ＳＵＲ」なども浪費遺伝子です。

これらのやせやすい遺伝子と、肥満遺伝子を併《あわ》せ持っているケースも少なくありません。したがって、自分の受け継ぐ肥満に関連する遺伝子を知れば、１日の基礎代謝量を計算することが可能です。

たとえば、β３アドレナリン受容体多型（マイナス２００㎉）、ＵＣＰ１遺伝子多型（マイナス１００㎉）、β２アドレナリン受容体多型（プラス３００㎉）を持っていれば、基礎代謝量の増減はプラスマイナスゼロになるので、通常の基礎代謝量に合わせた１日の摂取エネルギー量でかまわない、ということです。

ところが、β２アドレナリン受容体多型を持っていなければ、１日の基礎代謝量は前述のように３００㎉も低下するので、そのぶん食事を減らさなければ、肥満につながりやすくなるのです。

体型からわかる、自分が持っている肥満遺伝子

太った人の体型を見ると、ある程度変異した遺伝子がわかります。

たとえば、β３アドレナリン受容体は、脳の指令でノルアドレナリン、アドレナリンが分泌されると白色脂肪細胞に働き、中性脂肪の分解を促進し、エネルギー消費を

亢進させます。しかし、遺伝子変異（SNP）があると、ノルアドレナリンやアドレナリンが結合しても、脂肪を分解するという指令が脂肪細胞に伝わらず、脂肪をたくさん溜め込んでしまいます。このタイプはいわゆるリンゴ型肥満、つまり内臓脂肪型に多く認められます。

いっぽう、UCP1は、交感神経の情報をβ3アドレナリン受容体が脂肪細胞に伝え、中性脂肪を分解し、合成された遊離脂肪酸を燃やし、熱を産生するという働きを持っています。ここに遺伝子変異があると、遊離脂肪酸は効率よく燃焼できず、やがて、脂肪細胞内に再《ふたた》び中性脂肪として取り込まれます。

つまり、再び脂肪を溜め込むことになるわけですが、このタイプは下半身に脂肪がついた洋ナシ型肥満に多いといわれています。

これに対し、浪費遺伝子は、痩身で、ヒョロッとした人に多く存在しています。

したがって、自分の体型を勘案すれば、ある程度、受け継いでいる肥満に関連する遺伝子は知ることができるのです。

肥満に関連する遺伝子の測定は現在、遺伝子診断を行なう医療機関で、血液や口のなかの粘膜《ねんまく》を採取すれば調べられます。肥満に悩んでいる人は、自分がどのような遺伝子多型を持っているか測定するのもいいでしょう。

しかし、何度もいうように、たとえ肥満遺伝子を持っていてもすべての人が肥満するわけではありません。あくまでも、太りやすい体質を受け継いでいるだけです。実際に太る原因は、社会的環境や、自分の食習慣、生活習慣にもとづくことは、ピマ・インディアンのエピソードを見るまでもなくあきらかです。

発見！　高脂肪食を食べると太る遺伝子

脂質の多い食事を毎日とれば太る、これは当然です。

脂質はカロリー量が高いため、過剰にとればもちろん肥満につながります。このことは栄養学的に正しいですが、実はここにも遺伝的要因が大きく関係しているのではないかと長らく考えられてきました。しかし、その原因遺伝子はこれまで特定されていませんでした。

その原因遺伝子を辻本豪三《つじもとごうぞう》京都大学元教授らのグループが突き止め、二〇一二年二月、「ネイチャー電子版」にて公開されました。

それは、脂肪を感知すると、燃焼するように身体機能に指示を出すたんぱく質のひとつで、脂肪酸センサーと呼ばれる「GPR120」。

辻本元教授らは、二〇〇五年にこの分子を発見していましたが、今回の研究はこの遺伝子が欠損、あるいは変異（SNP）で、高脂肪食が肥満にどの程度影響を与えるか、その関係を調べたものです。

辻本元教授らは、GPR120を欠損させたマウス40匹と、同数のふつうのマウスに脂質量の異なるエサを与え、その影響を比較しました。13％の脂肪分が少ないエサでは2種のマウスに違いはないが、60％のエサを食べさせると遺伝子欠損マウスの体重がふつうのマウスより15％多く、皮下脂肪の重さは1・5倍、内臓脂肪と肝臓の重さは1・9倍。そして、遺伝子欠損マウスは、肥満症、糖尿病、脂肪肝の代謝異常を発症したということです。

さらに、フランスを中心とする欧州のゲノム解析センターと共同で、約2万人の肥満患者のGRP120のゲノム解析を行なったところ、その受容体のアミノ酸配列の

1カ所に変異があると、食事性肥満を発症する可能性が高くなる（特に欧州の高脂肪食環境下では高まる）こともあきらかにしています。

今後この研究がさらに進めば、GPR120を標的とする肥満、糖尿病などの代謝疾患の予防・治療薬へ応用されることが期待されます。

発見！　欠損すると太る遺伝子

「神経回路の形成や発達に重要な働きを持つ脳由来の神経栄養因子（Bdnf）の遺伝子変異が食欲を高め、肥満体をつくる」（「ネイチャーメディシン電子版」二〇一二年三月）。

これは、ジョージタウン大学医療センターのガイン・ラオ博士のグループと、コロラド大学のケビン・R・ジョーンズ博士により、「樹状《じゅじょう》突起におけるたんぱく質の合成が、体重コントロールに大きくかかわっている」ことをはじめてあきらかにした研究です。

ラオ博士らは、マウス実験でBdnfの遺伝子変異（SNP）が、脳神経細胞による化学信号伝達を非効率化することに着目し、「たったひとつの遺伝子変異で、神経細胞は、体から脳に食欲抑制シグナルを伝えられなくなる」としています。

「Ｂｄｎｆ遺伝子」は、神経間のコミュニケーションをコントロールする成長因子を生産する際、化学信号を伝達するシナプスの形成や、成熟のために重要な働きをしています。

ところが、Ｂｄｎｆ遺伝子が産生する長短それぞれの転写物のうち、長い型のＢｄｎｆ転写物が欠損すると、Ｂｄｎｆは神経細胞内でしかつくられず、樹状突起内では産生されません。その結果、脳の神経細胞は未熟なシナプスを大量に産生し、マウスの学習能力や記憶力、さらに、体重コントロールに大きな影響を与え、重度肥満につながるというのです。

実はこれまでも、Ｂｄｎｆの遺伝子変異が体重のコントロールにかかわっていると考えられており、大規模なゲノム解析などの関連研究が行なわれてきましたが、その機序ははっきりしていませんでした。

Ｂｄｎｆは当然ながら人体にも存在します。人間の体内では食欲抑制ホルモンのレプチンとインスリンは食後に放出され、視床下部の満腹中枢にシグナルが送られます。仮に、Ｂｄｎｆに変異があり、食欲抑制シグナルが正確に到達しなくなると、食欲が亢進し、高度肥満につながる可能性が高いということです。

肥満遺伝子をコントロールする司令塔

二〇一二年二月、東京大学の門脇《かどわき》孝《たかし》教授のグループは「ＣＢＰ遺伝子が、肥満に関連する遺伝子群をコントロールする」と「ネイチャージェネティクス」に発表、関係者の話題を集めたことは、記憶に新しいところです。

この研究は、ＣＢＰ遺伝子の働きを弱めたマウスは、ふつうのマウスに比べ体重が約３分の１に減少し、体脂肪も10分の１に減少するものの、肝臓や心臓に異常は認められず、さらに、砂糖水を飲ませ続けても、血糖値は通常の２分の１程度までしか上昇せず、糖尿病にかかりにくかった、というものです。

また、ＣＢＰ遺伝子は、ほかの肥満関連遺伝子群の働きを調節する働きがあり、この遺伝子を持つマウスでは、中性脂肪を溜め込む働きのある数種類の遺伝子を抑制し、同時に脂肪を燃やして肥満を防ぐ遺伝子群の働きが強くなった、というものです。

これまでに、60種類ほどの肥満遺伝子が見つかっていますが、これらの遺伝子をいっせいにコントロールする、司令塔的な役割を持つ可能性のある遺伝子の発見は、今回がはじめてです。

東アジア人に特有の肥満遺伝子

いっぽう二〇一二年二月、「ネイチャージェネティクス電子版」に理化学研究所などの国際研究グループが「日本人を含む東アジア人特有の肥満遺伝子を5個発見」と発表しました。

その5個とは、「ＰＣＳＫ１」「ＣＤＫＡＬ１」「ＫＬＦ９」「ＰＡＸ６」「ＧＰ２」で、２万６６２０名の日本人と、２万７７１５名の東アジア人の遺伝子変異（ＳＮＰ）とＢＭＩの関連を調べるという、大規模なゲノム関連解析により突き止められました。

　このうち、日本人に特に関与するのは、ＣＤＫＡＬ１とＫＬＦ９。ＣＤＫＡＬ１は糖尿病の発症に深くかかわる遺伝子、ＫＬＦ９は脂質の代謝にかかわる遺伝子であることが知られています。今回の研究で、体格や筋肉量に影響を与える「ＧＤＦ８」と相互的に関与することがわかってきました。

　このように、肥満遺伝子にかかわる研究は日進月歩で発展しています。今後、研究がさらに進めば、遺伝子科学から見た肥満のメカニズムや遺伝子の関連性が、さらにあきらかになっていくことでしょう。

第4章

肥満はコントロールできるか?

肥満をつくるホルモン「インスリン」

人間の生命活動には、ブドウ糖が不可欠です。そのため体は、血糖値を上げる「グルカゴン」「アドレナリン」「コルチゾール」「成長ホルモン」など、複数のホルモンを備えています。しかし、ブドウ糖を体内に取り込む（血糖値を下げる）ホルモンは、「インスリン」しかありません。

インスリンは膵臓《すいぞう》のランゲルハンス島という部位のβ細胞から、つねに少量分泌（基礎分泌）されています。食事で炭水化物をとって血糖値が上がると、インスリンは追加分泌され、血糖値を下げるように働きます。しかし、それでもブドウ糖が余ると、脂肪細胞内に中性脂肪として蓄えられます。

そして、脂肪細胞に中性脂肪がどれだけ蓄積されるか、ここに大きくかかわっているのもインスリンです。ブドウ糖から脂肪がつくられるとは不思議でしょうが、人間の体はさまざまなメカニズムにより、エネルギーを蓄えるようになっているのです。

ブドウ糖から脂肪ができるのは、次のようなプロセスです。

まず、口から取り入れられた炭水化物は、胃や小腸で消化・吸収され、ブドウ糖として体内に取り込まれ、肝臓や筋肉内に蓄積されます。そして、余ったブドウ糖は、アセチルＣｏＡなどの脂肪酸合成酵素や、脂肪酸合成系回路の働きにより、遊離脂肪酸に変わり、最終的に中性脂肪として肝臓や脂肪細胞に蓄えられます。

この脂肪合成を促進しているのが、インスリンです。したがって、インスリンの分泌量が多ければ多いほど、糖質をとればとるほど体に蓄積する脂肪が多くなるのです。

このように説明すると、インスリンは脂肪を溜め込む悪玉ホルモンに見えますが、インスリンが脂肪を溜め込むのは飢餓に備えるため。太るのは、糖質のとりすぎやカロリー過多が原因であり、インスリンの責任ではありません。

それより、インスリンは糖代謝《とうたいしゃ》、抗糖尿病、抗メタボリックシンドロームには不可欠であり、骨格筋におけるたんぱく質の合成や、肝臓の糖新生の抑制といった体の多くの生理機能に関与する重要なホルモンだと理解してください。

いっぽう、脂肪を分解するのはアドレナリンや、その前駆体のノルアドレナリンという神経伝達物質で、Ad（副）Renal（腎臓《じんぞう》）Ine（物）というスペルからわかるように、副腎髄質《ふくじんずいしつ》から分泌され、交感神経を刺激して、体のエネルギー代謝や脂肪分解効率を高めるホルモンです。

たとえば、起床後の空腹時には、体を活動的にするためにアドレナリンがどんどん分泌されて、交感神経が活発に働きます。すると、脂肪が分解され、起床後のエネルギーを補《おぎな》います。

つまり、摂食時にはインスリンが脂肪を溜め込み、絶食時にはアドレナリンが脂肪を分解して活動エネルギーを合成するというわけです。これも人間が獲得したひとつの「飢餓対応システム」です。

日本人のインスリン分泌量が少ない理由

ところで、日本人を含むアジア人は欧米人に比べ、インスリンの分泌量や、その働きが弱い体質を受け継いでいる、と第1章で説明しました。これを「インスリン抵抗性が大きい」と表現します。なぜ、日本人はインスリン抵抗性が大きいのでしょう。

これには諸説あって、確定的なことはわかっていませんが、一般的には、次のように説明されることが多いようです。

牧畜民族の欧米人は、約８０００年前から肉、チーズ、バターなどの脂質中心にとってきたので、インスリン抵抗性の大きい体質を先祖から受け継いでいます。しかし、ブドウ糖が少ない食事から、体にエネルギーを取り込むためには大量のインスリンが必要です。そこで、長い時間をかけて、膵臓のβ細胞はインスリンをより多く分泌する能力を獲得しました。

これに対し、農耕民族の主食は、米や小麦などの炭水化物ですから、それほどインスリンを分泌しなくても、ブドウ糖を体内に取り込めます。つまり、インスリン抵抗性が高くても、少量のインスリンの分泌でまかなえるので、膵臓のβ細胞はインスリン分泌機能を高める必要がありませんでした。このため、日本人はインスリンの分泌量の少ない体質を現代まで受け継いでいるというわけです。

ただ、日本の農耕は２０００～３０００年ほど前に始まったばかりです。人間の進化の歴史の長さを考えれば、日本人の先祖がインスリン分泌にかかわる遺伝子を獲得したのは狩猟時代ではないかと考えられます。また、日本人が飽食になったのはわずか数十年。この期間では、民族のインスリン抵抗性に変化が出るとも思えません。したがって、この説を全面的に信じることはできません。

アフリカ大陸で誕生した人類は、やがてユーラシア大陸に渡り、さらに、ユーラシア大陸からアジア大陸に移動して、コーカサイドとモンゴロイドに分かれていきました。この過程のなかで、理由は定かではありませんが、インスリン抵抗性の高い人種や膵臓のβ細胞の機能が弱い民族が、アジア大陸や日本に定住した、という程度に考えていたほうがいいでしょう。

「レプチン」が摂食行動を決定する

脂肪をつくるインスリンに対し、肥満を抑える働きをするホルモンが「レプチン」です。

レプチンは脂肪細胞から分泌され、血中濃度が高まると、視床下部の食欲中枢に指令を出して食欲を抑制すると同時に、交感神経を介《かい》して基礎代謝を高め、エネルギー消費を亢進させます。

レプチンが肥満を防ぐメカニズム

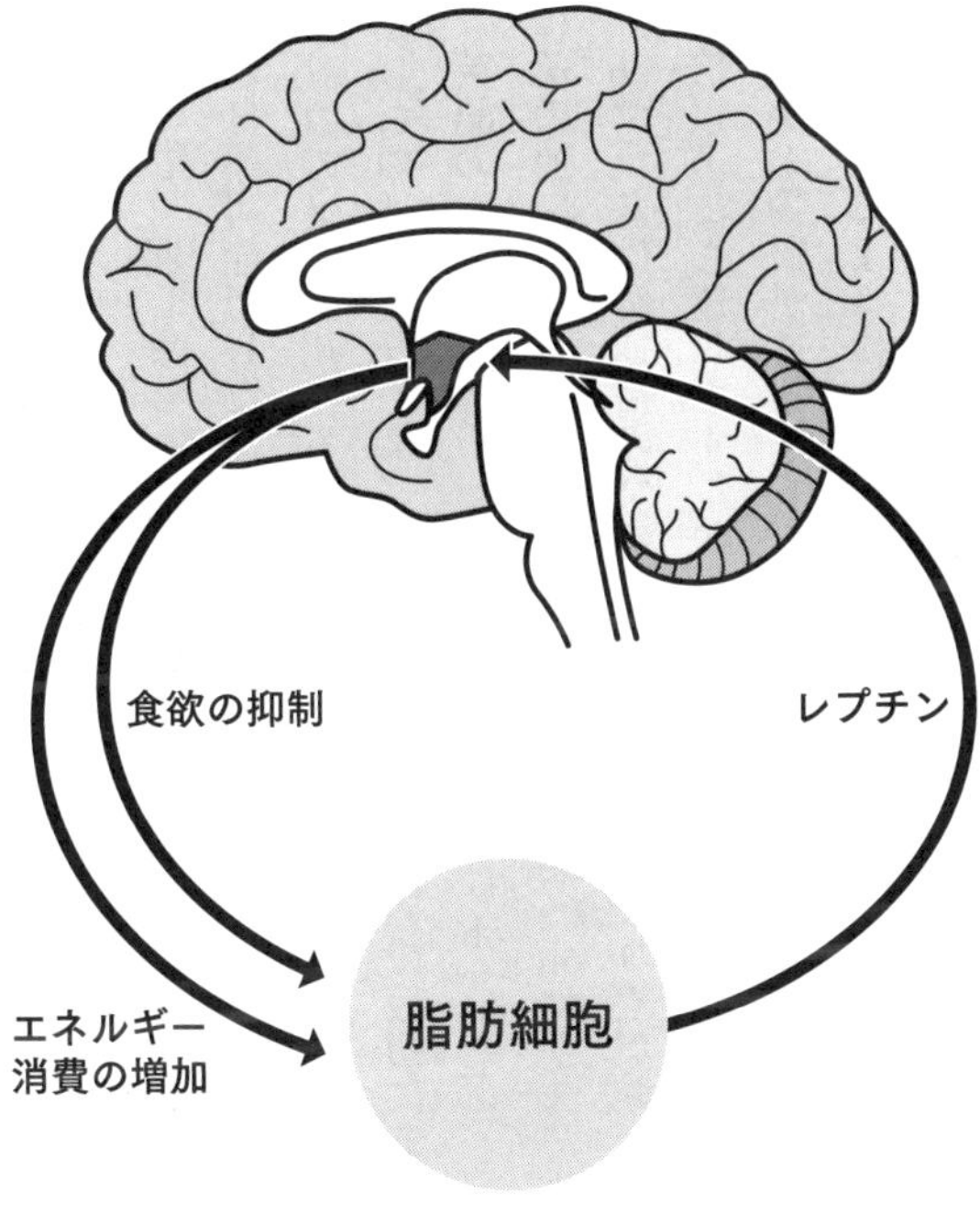

（門脇孝著『あなたがメタボになる理由』より）

レプチンは、肥満遺伝子（obたんぱく肥満遺伝子）とも呼ばれ、「やせる」を意味するラテン語のLeptosを語源としています。レプチンの発見は、肥満に関する遺伝子研究を著《いちじる》しく促しましたが、その研究は、突然変異で重度に肥満したマウスの登場がなければ不可能でした。

アメリカのメーン州にあるジャクソン研究所・遺伝子学研究チームが、肥満マウスを発見したのは一九五〇年。このマウスは、世界で最初に確立された遺伝性肥満マウスで、英語のObese（肥満した）という単語からob（オービー）マウスと名づけられ、さらにその遺伝子を引き継ぐ系統のマウスはob／obマウスと呼ばれています。

ob／obマウスは、通常のマウスに比べ3倍以上のエサを食べ、体重で3倍、体脂肪率で5倍以上にも達します。なぜ、これほど太るのか。おそらく、食欲中枢にかかわるなんらかの物質があるはずだ、と当時の研究者の関心を集め、さまざまな実験や研究が行なわれるようになりました。

いっぽう、イギリスの科学者ゴードン・C・ケネディ博士は、一九七三年に、「リポスタット仮説」（リポは脂肪、スタットは一定の意味）を提唱しています。これは、

肥満マウス

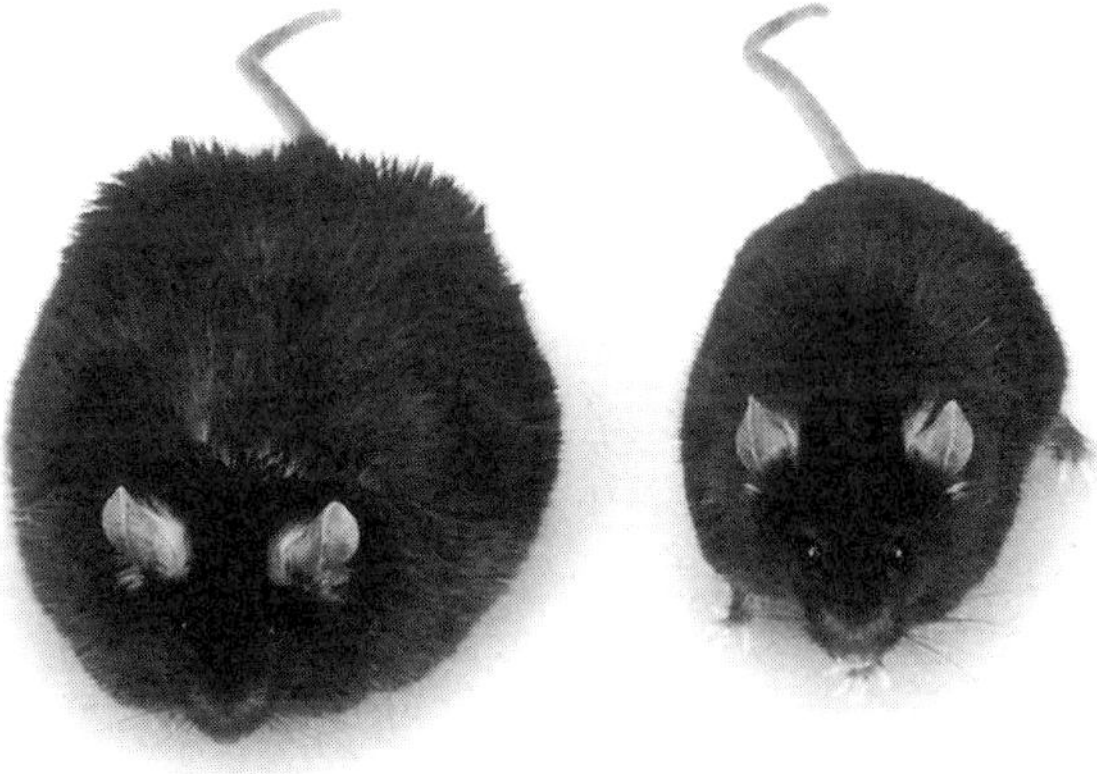

肥満マウス(ob/ob マウス、写真左)に1日1回レプチンを投与したところ、2週間後に体重が30%減少し、4週間半後には40%減少(写真右)した。1995年、ロックフェラー大学のフリードマン教授らの実験より

「マウスなどのげっ歯類《しるい》の体重は、脂肪のサーモスタットのようなもので調節されている。リポスタットが体内の脂肪量を感知して一定の状態を維持するために、食物の摂取量と消費エネルギーを調整している」というものです。

さらに、人間のエネルギー代謝も、1日に1000㎉余分に摂取したり、減らしたりしても、実際は100～200㎉程度の脂肪の増減にとどまることがわかっていました。

そこで、この仮説に着目したジャクソン研究所のダグラス・コールマン博士が取り組んだのが、パラバイオーシス（並体結合）という奇妙な実験でした。

具体的にはobマウス、dbマウス（糖尿病のマウス）、正常なマウスのそれぞれの腹腔《ふくこう》内に切り込みを入れ、血液やリンパ液が通る循環系をつなぎ合わせて、相互の行動や健康にどのような影響を与えるかを観察しました。

その結果、obマウスとdbマウスを縫《ぬ》い合わせると、両方ともやせて死亡、obマウスと正常マウスでは、両方ともに元気でしたがobマウスはそれほど太らず、ob同士の結合では両方ともに太ることがわかりました。

この実験から、コールマン博士は「正常マウスは飽食因子を合成しており、これが脳の視床下部に働くと摂食行動を鎮《しず》めるが、obマウスにはこの因子が欠けている。dbマウスもこの因子を合成するが、この因子の受容体が欠けている。つまり、マウスの血液中の未知の分子が、食行動を決定するシグナルになっている」との推論を立てました。

この未知の分子こそ、21年後の一九九四年にジェフリー・フリードマン博士が脂肪細胞のなかから発見し、レプチンと名づけられたホルモンです。

人間からも見つかったレプチン欠損症

では、マウスと遺伝的に似ている人間も、レプチンが欠損すると肥満するのでしょうか。人間には満腹中枢や理性があるので、ある程度食事をとれば自《おの》ずと食べるのをやめるはずです。

ところが一九九七年のイギリスで、レプチン遺伝子の変異による肥満例が報告されました。これは、パキスタンからの移民で、いとこ婚の家系に含まれる子どもたちだったので、「パキスタンのいとこたち」と呼ばれ、現在も知られています。

2人の子どもは、年長の女児が8歳で体重86kg・体脂肪率57%。脂肪吸引術などの治療を受けても、体の重みで歩くことができず、車椅子に頼る生活。年少の男児は2歳で29kgを超え、体脂肪率は54%にも達していました。

両親の話では、女児も男児も生後4カ月頃から飽くなき食欲にとりつかれ、「誰もが信じられないほど大量に食事をとっていた」「食事を制限すると、生ゴミをあさったり、冷凍の魚を凍《こお》ったまま食べたりすることもあった」ということです。

研究者や専門家は、彼らに何が起きているのか、脳の病変、甲状腺腫瘍、遺伝子まで調べましたが、彼らの体に異常は認められません。

その時、フリードマン博士が3年前に「ネイチャー」に発表した飽食因子・レプチンこそ〝犯人〟ではないかと推察する医師がロンドンに現われます。それが、アデンブルックス病院のスティーヴン・オラヒリー医師です。

実は、フリードマン博士が論文を発表してから3年間、人間の肥満者からレプチン欠損者を見つけることができませんでした。このため、レプチン欠損は人間の肥満に関与していないのではないかと当時は考えられていたのです。また、レプチンは脂肪細胞で合成されるので、大量の脂肪をまとった2人の子どもたちにも、レプチンが過剰に分泌されているのではないかと思われていました。

ところが、オラヒリー医師が、2人の血液検査を改めて行なうと、レプチンがまったく検出されませんでした。そして、2人の脂肪細胞からクローニングした遺伝子を調べた結果、レプチンを正常にコード（核酸の塩基配列からたんぱく質に変換するための暗号）するグアニンという塩基が欠けており、先天的にレプチンが欠損していると確認されたのです。

これが、肥満遺伝子の変異を人間で発見した最初のケースです。その翌年、トルコ人の近親婚の多い家系から3人のレプチン欠損者が見つかり、レプチンが人間の肥満にもかかわることが証明されました。

ちなみに、パキスタンの子どもの女児は、臨床試験承認後、少量のレプチン投与を受けると奇跡的に食欲が減少し、1年後には15kgのダイエットに成功。男児は、4歳からレプチン治療を開始し、女児と同様の改善を見せました。

レプチンについては、まだわからないことが多いのですが、たったひとつの遺伝子欠損が、人間の行動に大きな影響を与えることは、このエピソードが如実に表わしています。

肥満のカギを握るホルモン「アディポネクチン」

脂肪細胞は、単なる脂肪貯蔵庫ではなく、PAI-1、TNF-α、遊離脂肪酸（FFA）などを分泌しています。FFA以外はたんぱく質なので、「アディポカイン」あるいは「アディポサイトカイン（脂肪の生理活性物質）」と呼ばれています。

これらの物質は、人間の進化の過程で脂肪細胞自身が、生理機能に適した脂肪量を蓄積するために獲得したものですが、飽食の現代では、血栓症や糖尿病を引き起こす「悪玉サイトカイン」と、とらえられるようになりました。

さらに、脂肪細胞は、自らの増殖を抑える（肥満にブレーキをかける）「レプチン」や「アディポネクチン」というホルモンも分泌しています。特に、脂肪細胞からもっとも多く放出され、「肥満やメタボリックシンドロームの抑制に大きくかかわるアディポネクチンは、超善玉ホルモン」といわれています。

ここからは、アディポネクチンについて話を進めたいと思います。

なお、アディポネクチンの Adipo は「脂肪」、Nectin は「くっつく」という意味で、一九九五年から一九九六年にかけて、マサチューセッツ工科大学のグループ、ハーバード大学のブルース・スピーゲルマン博士のグループ、大阪大学の松澤佑次《まつざわゆうじ》教授、昭和大学の富田基郎《とみたもとお》教授らの４つのグループが、それぞれ独自に発見したものです。

アディポネクチンは、人間の生理、病理などに深くかかわるホルモンです。このホルモンの発見は、世界中の糖尿病や肥満症を研究する学者の注目を集めました。現在までに、アディポネクチンに関する論文は４０００本以上発表されており、糖尿病予防・治療、抗炎症作用など多くの機能が徐々に解明されはじめています。

今後は、糖尿病をはじめとして、アディポネクチン受容体を標的とした創薬が期待されています。

アディポネクチンが脂肪を燃焼させる

「アディポネクチンはインスリンの働きを上げる善玉ホルモン」であり、「抗糖尿病・抗メタボホルモンである」

アディポネクチンの研究に積極的に取り組む東京大学の門脇孝教授らのグループが、この論文を発表したのは二〇〇一年のことでした。

この研究は、「非肥満の正常な脂肪細胞は、インスリン感受性を上昇させる善玉ホルモンを放出し、脂肪萎縮性糖尿病ではそのホルモンが欠乏しているためにインスリン抵抗性・糖尿病になっている」という仮説を元に、脂肪萎縮マウスにレプチンを投与したところ、糖尿病が改善したことで、レプチンはインスリンの働きを助けていると解明されました。

少しわかりづらいので解説すると、「太っていないマウスの脂肪細胞はインスリンの働きを高める善玉ホルモンを放出するが、脂肪の少ないマウスはそのホルモンが分泌できず、糖尿病などの病気にかかりやすい」ということです。

ところが、レプチンを投与したマウスのインスリン抵抗性はたしかに改善するもの

アディポネクチンの役割

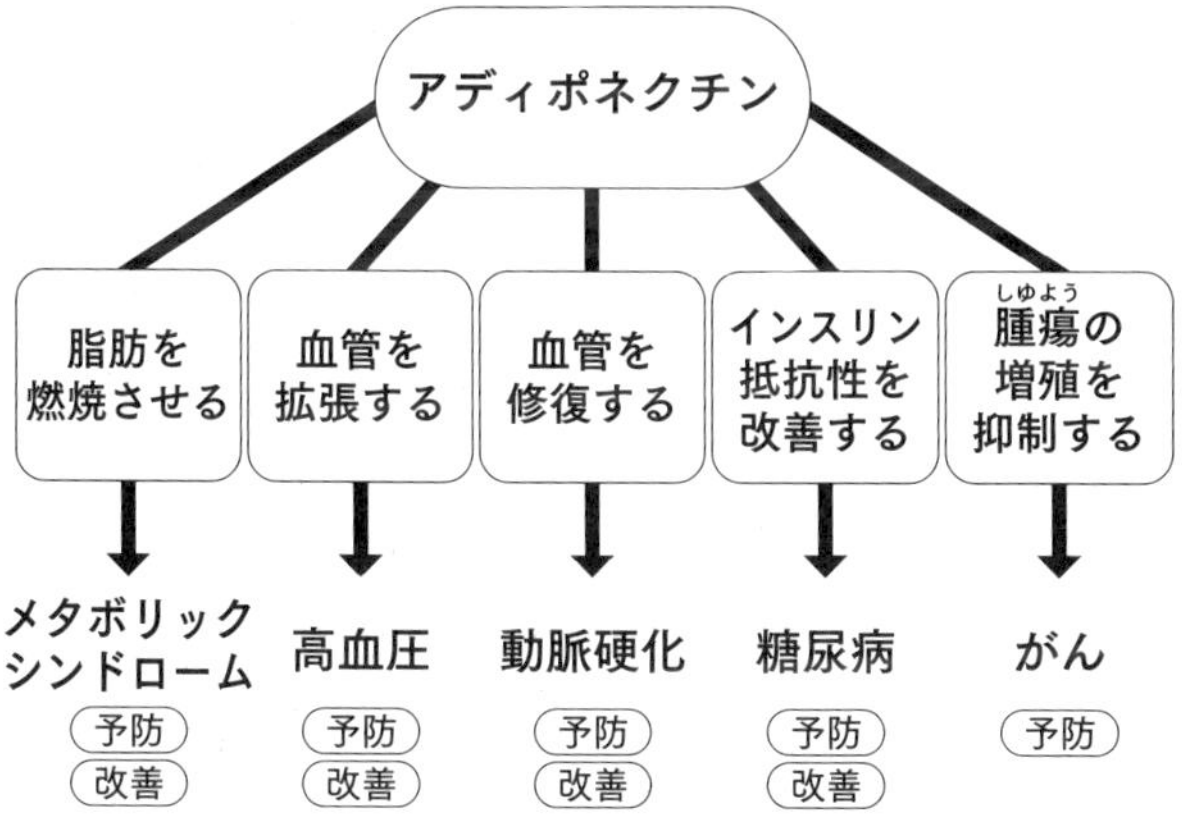

の、正常マウスの脂肪細胞を移植した場合と比較すると、その効果は半減します。

そこで、高脂肪食を食べさせても太らず、インスリンの働きを保《たも》つPPARγヘテロ欠損マウスの脂肪細胞組織に着目すると、同マウスの脂肪細胞から、レプチンとアディポネクチンが大量に放出されていることが突き止められました。

そして、脂肪萎縮性糖尿病マウスにレプチンとアディポネクチンを投与すると、完全に糖尿病は改善。つまり、脂肪細胞から分泌され、インスリン抵抗性を改善するホルモンはレプチンとアディポネクチンであると解明されたのです。

ちなみに、脂肪萎縮性糖尿病とは、先天的、あるいは後天的に脂肪組織が全身や部分的に欠落し、糖尿病を発症するきわめてまれな病気です。脂肪細胞が欠落すると脂肪は脂肪細胞にとどまれず、筋肉や肝臓に溜め込まれます。このため、インスリン抵抗性が大きくなり、糖尿病や高脂血症につながってしまのです。

アディポネクチンは、脂肪も燃焼させます。

白色脂肪細胞に蓄えられた中性脂肪は、有酸素運動などで活動エネルギーが必要になると、脳の指令で分泌されたノルアドレナリンやアドレナリンなど「脂肪動員ホルモン（アディポキネチックホルモン）」の働きで、活性化したリパーゼによって分解され、血液中に放出され、エネルギーとして燃焼されます。

いっぽう、AMPキナーゼという筋肉や臓器に存在する酵素が運動により活性化すると、インスリンの働きとは関係なくブドウ糖や脂肪を筋肉内にエネルギーとして取り込みます。運動療法が糖尿病やメタボリックシンドロームの改善に効果があるのは、このためですが、アディポネクチンは運動をしなくても筋肉のAMPキナーゼを活性化させ、ブドウ糖の取り込み、脂肪燃焼を促進することがわかっています。

さらに、アディポネクチンは肝臓でもAMPキナーゼの働きを高め、糖新生や脂肪合成を抑制するいっぽう、脂肪分解酵素の働きを調整しているPPARα（核内受容体転写因子）を活性化させ、脂肪燃焼を促進していると考えられています。

つまり、アディポネクチンは脂肪を分解し、肥満を防いでいるのです。

動脈硬化を抑えるアディポネクチン

糖尿病やメタボリックシンドロームの本当の怖さは、合併症に潜《ひそ》んでいます。

たとえば、糖尿病を長期間放置していると、三大合併症（糖尿病性網膜症《もうまくしょう》、糖尿病性腎症《じんしょう》、糖尿病性神経障害）にかかるリスクが高まります。

さらに、脳血管障害、虚血性《きょけつせい》心疾患、糖尿病性壊疽《えそ》など大血管障害を招いたり、高脂血症や慢性感染症、胆石《たんせき》などを発症するなど、全身にダメージを与えます。「糖尿病は合併症の病気」といわれ、恐れられるのはこのためです。

アディポネクチンは、これらの糖尿病の合併症と関係の深い動脈硬化に対し、抑制作用を持っていることが次の実験などであきらかにされました。

動脈硬化性疾患マウス（ApoEマウス）とアディポネクチン遺伝子過剰発現マウス（アディポネクチンを大量に放出するマウス）を交配してつくったマウスを解析すると、アディポネクチンは、マクロファージによる脂肪合成を抑制し、ApoEマウスの動脈硬化の進行を抑えます。さらに、アディポネクチン欠損マウスは、血管の炎症性内膜肥厚が亢進することを照らし合わせると、アディポネクチンは動脈硬化抑制効果を備えていると考えられます。

マクロファージは、生体内に進入した細菌などの異物を捕《と》らえて細胞内で消化する、大型のアメーバ状の細胞です。

ところが、マクロファージは過剰に蓄積された脂肪組織内に侵入し、炎症を起こすほか、内臓脂肪細胞の分化、成熟、サイトカイン分泌機能、脂肪分解などに大きな影響を与えながら、脂肪組織をコントロールしていることが臨床的にわかっています。

したがって、アディポネクチンの放出量が多ければ多いほど、心血管障害のリスクが低くなります。

そのほか、アディポネクチンは、悪玉サイトカイン、高血糖、高血圧、喫煙習慣などで傷ついた血管に入り込み、修復する働きも持っているといわれています。

がんを予防するアディポネクチン

肥満すると、大腸がんになりやすいといわれます。これは、さまざまな疫学調査のデータから、ほぼ確実と思われます。そして、肥満が大腸がんを発症させるメカニズムに、アディポネクチンが大きくかかわっていることが国立がん研究センターの調査により、二〇一〇年にあきらかにされました。

この調査は「大腸腺腫《せんしゅ》の発生要因を探索する症例対照研究」というもので、二〇〇四年二月〜二〇〇五年二月まで、同センターで大腸内視鏡検査を受けた３２１２名のうち、１５２０名（大腸腺腫が認められた７８２名と、大腸腺腫がなかった７３８名）を対象に、アディポネクチンとレプチンの血中濃度を測定し、大腸腺腫のリスクを比較したものです。大腸腺腫とは、大腸がんの前がん病変です。

これによれば、アディポネクチンの血中濃度の高値群（男性５・27㎍／㎖以上、女性８・50㎍／㎖以上）は、低値群（男性３・65㎍／㎖未満、女性５・77㎍／㎖未満）に比べて、大腸がんリスクが約30％低下していた、ということです。

いっぽう、レプチンの血中濃度が高値群には、大腸腺腫リスクが高まる傾向が認められたものの、統計学的に有意な関連はなかった、としています。

さらに、アディポネクチンとレプチンの血中濃度を層別化して、大腸腺腫との関連に検討を加えると、レプチン濃度の低値群では、アディポネクチン濃度と大腸腺腫の関連は認められなかった、レプチンの血中濃度の中・高値群ではアディポネクチン高値群の大腸腺腫のリスクが低下した、特に、レプチン濃度の中値群にこの傾向が顕著だった、と報告しています。

そして、アディポネクチンの血中濃度と大腸腺腫の関連は、血中レプチン濃度により異なることは、脂肪細胞由来のホルモンが大腸がんの発症と密接に関連している可能性を示唆しています。

この研究は、糖尿病患者のがん発生リスクとアディポネクチンの関連性もうかがわせます。なぜ、糖尿病患者にがんが多く発症するのか。その原因は高インスリン血症にともなうインスリン抵抗性、ＩＧＦ‐１（インスリン様《よう》成長因子）の増大、酸化スト

脂肪細胞の働き

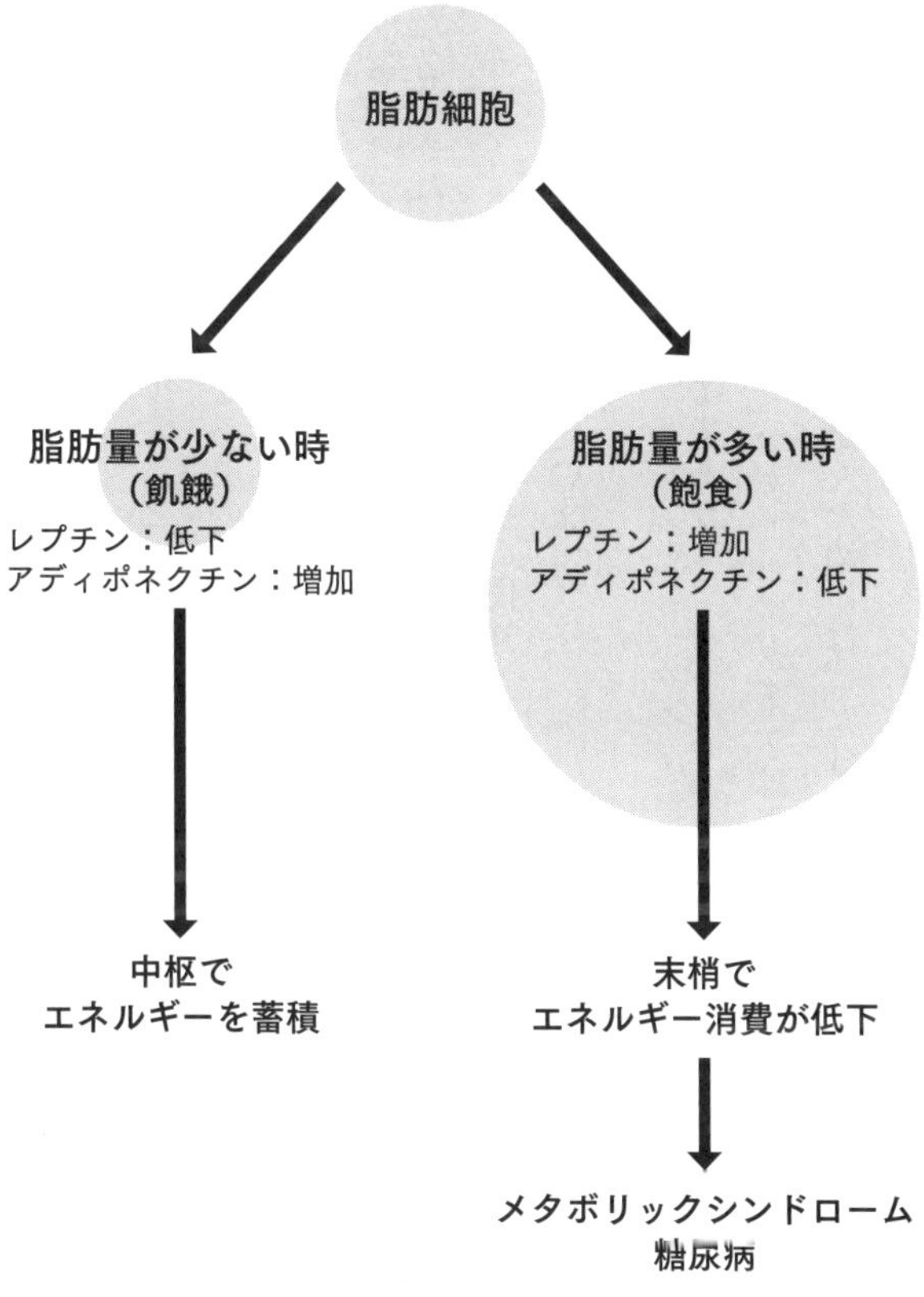

（門脇孝著『あなたがメタボになる理由』より）

レス、免疫系の機能の低下などが関与していると考えられますが、そのメカニズムはまだはっきりしていません。

アディポネクチンが減少すると、乳がん、大腸がん、子宮体がん、前立腺がんの発症率が2~3倍に跳《は》ね上《あ》がるとの報告もあります。糖尿病の患者の多くは、太り気味で白色脂肪細胞が膨満しています。アディポネクチンは、脂肪細胞から放出されるホルモンにもかかわらず、脂肪細胞が大きくなると分泌量が抑えられ、逆に小さくなるとまた分泌される、という特異性を持つホルモンです。

したがって、糖尿病とがん発症の関連性を解き明かす鍵は、アディポネクチンが握っていると考えてもいいと思います。

肥満、ダイエットの薬はできるか？

重ねていうようですが、アディポネクチンは脂肪細胞から放出されるホルモンです。ホルモンが標的臓器で働くためには、β3アドレナリン受容体がないとアドレナリンが機能しないように、アディポネクチンにも受容体（レセプター）が必要です。

このレセプターを同定するために、アディポネクチンの発見後、多くの研究グループがしのぎを削っていましたが、世界に先駆けてアディポネクチン受容体を二〇〇二年に発見したのは東京大学・門脇孝教授のグループです。

少し専門的になりますが、アディポネクチンの受容体は、細胞膜を７回貫通するタイプの受容体で、これをＧたんぱく質共役型受容体といっています。

受容体を構成するたんぱく質は、アミノ酸が結合したポリペプチド鎖から成り立ちますが、ポリペプチド鎖の両端には、アミノ末端（Ｎ末端）とカルボキシル末端（Ｃ末端）があります。

通常のＧたんぱく質共役型受容体は、Ｎ末端が細胞外、Ｃ末端が細胞内にあるのですが、アディポネクチン受容体はＣ末端が細胞外、Ｎ末端が細胞内に位置していました。つまり、通常とは逆の構造です。

このため、いくら研究を重ねても発見は困難でしたが、門脇教授のグループは蛍光標識した球状アディポネクチンを結合している細胞だけを選択する発現クローニングという技術を駆使して、アディポＲ１（１型）と、アディポＲ２（２型）というふたつのアディポネクチン受容体を発見しました。

さらに、1型欠損マウスと2型欠損マウスを交配し、1型も2型もないマウスをつくり肝臓を調べたところ、アディポネクチンはまったく結合していないうえ、血糖値も下がっていませんでした。

この実験結果から、アディポネクチン1型受容体と2型受容体は、アディポネクチンの主要なレセプターであることが二〇〇七年に証明されたのです。

さきほど、脂肪細胞が大きくなるとアディポネクチンの分泌量は減ると述べましたが、アディポネクチン受容体も同じく減少しています。

したがって、アディポネクチンの分泌量とアディポネクチン受容体を増やすような薬ができれば、ダイエットや肥満に関連する病気の予防や治療に役立つのではないかと期待されているのです。

日本人に糖尿病が多い理由

アディポネクチンは脂肪細胞の大きさや、レセプターの数で分泌量が左右されます。さらに、遺伝子変異（SNP）も大きく関与しています。

遺伝子多型とは、ありふれた遺伝子変異を指すと前に説明しました。アディポネクチンの遺伝子の場合、SNP276という場所の遺伝子の塩基は、G（グアニン）とT（チミン）の2種類にあり、塩基対の組み合わせはGG、GT、TTの3通りに分かれます。両親からGGタイプを受け継ぐと、TT型よりアディポネクチンの分泌量は3分の2に低下し、インスリン抵抗性が高まり、糖尿病になりやすいといわれます。

つまり、SNP276GG型がアディポネクチンのSNPです。

もし、このタイプの人が肥満や環境因子などで、アディポネクチンの分泌量をさらに低下させると、心臓病と糖尿病のリスクは順に約3倍、約4倍まで増加します。日本人のGGタイプは約40％とされるので、アディポネクチンの分泌量から見ても、糖尿病には注意しなくてはなりません。

アディポネクチンは食欲を増加させる⁉

アディポネクチンの多様な機能のなかで、脳中枢における食欲亢進作用が注目されます。

アディポネクチンは、筋肉や肝臓で脂肪を燃焼させ、肥満を抑制するホルモンと考えがちですが、マウスを使った実験により、アディポR1（1型）を介して、AMPキナーゼという酵素を活性化させ、食欲を高め、エネルギーを節約していることがわかっています。

これでは、肥満を防ぐというより、肥満をつくるホルモンともいえます。では、なぜ、このように相反する機能を持つホルモンが存在するのでしょう。

この章では、飢餓を生き抜くために人間が獲得した肥満関連遺伝子群のコントロールについて述べてきましたが、アディポネクチンも基本的には、飢餓に備えた倹約遺伝子といってもよいでしょう。

アディポネクチンは、レプチンやインスリンが食欲を抑制するのに対し、食事をとらないと脳中枢にたくさん食べるように働きかけ、さらに、あまり動かず脂肪を蓄積するように働きます。逆に飢餓の時は脂肪を分解し、筋肉や肝臓を介してＡＴＰを合成し、エネルギーの供給を可能にしているのではないかと思われます。

また、レプチンとアディポネクチンは、飢餓の時代はレプチンの分泌量が低下、アディポネクチンは増加、逆に飽食の時代はレプチン量が増加、アディポネクチンは低下というように、連動して分泌量が増減しています。肥満して、脂肪細胞が中性脂肪を溜め込むと、アディポネクチンの分泌量が低下するのもこのためです。

このように、人間の体には肥満に関連する遺伝子群や遺伝子産物がたくさん存在しています。だからといって、太るわけではありません。肥満に関連した遺伝子群は、太りやすい体質を受け継がせるだけで、肥満はあくまでも、社会環境、家庭環境、食事を含めた生活習慣に起因することを、ピマ・インディアンのエピソードとともに思い出してください。

第5章

肥満遺伝子をオフにするケトン体

「ケトン体」とは何か？

最近、「糖質オフダイエット」「低炭水化物ダイエット」など、糖質制限ダイエットが流行しています。また糖尿病治療では、糖質制限食を取り入れる医療機関が急増しています。

これらの糖質制限ダイエットや、糖尿病の低糖質食治療に共通するキーワードは、「ケトン体」です。ケトン体は、糖質制限で減少するブドウ糖に代わり、脂肪を体のエネルギー源とする物質です。このため、ケトン体を増やすと脂肪が燃える、肥満解消につながる、血糖値が下がる、と一躍脚光を浴びることになったのです。

私もここ2～3年、日本人の「糖質依存症」をどうにかしたいと考えていました。

糖質依存症とは、白いごはん（白米）や、パン、うどんなどの炭水化物を食べることが止められず、それほどお腹がすいていなくても、おにぎりや菓子パン、スナック菓子など、炭水化物含有量の多い食品を口にしてしまう症状です。

言い換えれば、血糖値を絶えず上げていないと満足できないような症状で、日本人の9割が当てはまるのではないかと思います。

私は、このような糖質依存症の人たちを「砂糖中毒」と定義しました。コカインやヘロインなどの麻薬を吸引すると、脳の「報酬系」と呼ばれる部分に強いシグナルが送られ、強い快楽を感じます。このため常習性が強くなり、中毒症状からなかなか抜け出せなくなりますが、実は糖質も麻薬ほど強烈ではないものの、報酬系にシグナルを発信しています。

つまり、脳が快感を得るために糖質を食べ、報酬系にシグナルを送る流れは、まさに中毒症状といえるのです。

二〇一二年、『「砂糖」をやめれば10歳若返る！』を上梓《じょうし》し、砂糖中毒に対する警鐘を鳴らし、そこから抜け出すために推奨したのが、てんかん治療に用いられる「ケトン食」。つまり、ケトン体を増やす食事です。

てんかんのケトン食治療は、「ブドウ糖が脳の神経の興奮を引き起こしている」という考えにもとづき、ブドウ糖の代わりにケトン体でエネルギーをまかない、発作を抑えようというものです。ただ、ケトン食そのものは、もともとてんかん治療が目的ではありません。絶食するとてんかんの症状が改善することから、その機序を探るうちにケトン体の関与が解明されたのです。

ケトン体の研究は、一九〇〇年代半ばから始まりました。ただ、そのほとんどは、「ケトアシドーシス（ケトン体が多くなると、血液が酸性に傾く状態）」など、ケトン体の持つ病理学的な側面であり、ケトン体の飢餓時の役割や体脂肪削減効果など、ケトン体をポジティブにとらえた研究が本格的に始まったのは二〇〇〇年以降です。

このように、ケトン体の機能に関する研究は緒《しょ》に就《つ》いたばかりで、まだ研究途上の物質といえるのですが、ここ数年、論文発表が急増しています。そして、ケトン食が肥満症、糖尿病、メタボリックシンドロームなどの生活習慣病の予防と治療、認知機能の維持、アンチエイジングなどに役立つことがわかってきました。

このことは、第3章で述べた「肥満関連遺伝子群をたとえ受け継いだ人でも、ケトン食を実践すれば太ることはない」ということです。つまり、ケトン体は、肥満関連遺伝子群の前に立ちはだかる物質と言い換えてもよいのではないかと思います。

さて、次からはケトン体の合成メカニズムや、エネルギーとして利用されるしくみについて話を進めていきましょう。

第3のエネルギー回路「ケトン体回路」

人間は飢餓に備えて脂肪を溜め込み、実際に飢餓に遭遇すると脂肪を分解してケトン体を合成し、エネルギーとして使用する、と説明しました。では、ケトン体はどのように合成されるのでしょう。

まず、第２章で説明した解糖系回路とＴＣＡ回路を思い出してください。

これは、人間が生命活動を維持するために、ブドウ糖からエネルギーをつくりだす基本的なしくみです。ところが、ブドウ糖の元になる炭水化物が極端に制限されると、脂肪組織のホルモン感受性リパーゼの活性化により、脂肪細胞内に溜め込まれた中性脂肪（トリグリセリド）が分解され、血液中に遊離脂肪酸として放出されます。

そして、肝臓に運ばれた遊離脂肪酸を肝臓が分解し、ケトン体が合成されます。

このシステムがケトン体回路です。この回路で合成されたケトン体は、水溶性であるために、特別なたんぱく質の助けがなくても血流に乗って肝臓以外の臓器に運ばれます。すると、ケトン体は細胞内で再びアセチルＣｏＡに戻され、ＴＣＡ回路で代謝されてエネルギーとして利用されます。

なお、ケトン体とは「アセト酢酸」「3-ヒドロキシ酪酸」「アセトン」の総称です。絶食時や飢餓時のブドウ糖に代わるエネルギー源として用いられるのはアセト酢酸、3-ヒドロキシ酪酸の2種。これらが、骨格筋、心臓、腎臓などの重要なエネルギー源となるいっぽう、血中濃度が高くなると、脳のエネルギー源としても利用されます。

つまり、ケトン体回路は、解糖系でも、糖新生でもない、人間が飢餓に備えて獲得した「第3のエネルギー回路」です。

ただし、現在の日本人のほとんどは、残念ながらこのケトン体回路を使えていません。ケトン体は、炭水化物を極端に制限した時に合成されますが、現代の日本人は米、パン、麺類《めんるい》を主食とし、さらに、スナック菓子やスイーツなどを絶えず食べていないと気がすまない砂糖中毒者がほとんどです。

ケトン体回路が動き出すのは、体内のブドウ糖が枯渇（約13時間）してから、4〜5時間後といわれています。したがって、砂糖中毒に陥《おちい》っていれば、ケトン体回路にスイッチが入ることはありません。

なお、砂糖中毒を引き起こす炭水化物は、糖質と食物繊維の総称です。そして、ケトン体回路を阻害するのはもちろん糖質であり、食物繊維は問題ありません。

脳で使われる2種類のエネルギー

脳は、ブドウ糖とケトン体をエネルギー源としています。人間の他の臓器は脂肪酸、たんぱく質などのさまざまな物質をエネルギーとして活用できますが、脳はこの2種類しか使えません。

そして、脳はエネルギーが5分間遮断《しゃだん》されると、死に至ります。他の臓器や組織はエネルギーが遮断されてもかなり長持ちします。たとえば、手腕などは、血流が6時間程度途絶えても、血流を回復させれば再生させることも可能です。

このように、脳のエネルギー依存度は非常に高いうえ、エネルギー消費量も莫大《ばくだい》です。脳の体重に占める割合は約2%にすぎませんが、エネルギー消費量は基礎代謝量の18~20%にも達します。仮に1日2400㎉必要だとすると、その20%は480㎉ですから、ブドウ糖の量に換算すると120gも必要です。

しかし、ブドウ糖は食後3時間程度で枯渇し、糖新生でもわずかなエネルギー量しか確保できません。これでは、脳を支えるエネルギー源としては、あきらかにパワー不足。その点、ケトン体はロシアの絶食療法で紹介したように、1カ月以上エネルギー供給が可能です。

ですから、絶食によりブドウ糖が途絶えた時は、ケトン体がすばやくバックアップするシステムが備わったのでしょう。ここがケトン体回路を語るうえで、一番重要なポイントです。

しかし、人類の200万年の歴史のなかで、炭水化物を主食にできるようになったのは、約1万年。日本に限れば2000~3000年の歴史しかありません。

このように考えると、狩猟時代はケトン体回路が主なエネルギー合成源であり、解糖系回路のエネルギー補給が受けられる機会は限られていたはずです。このため、まれに炭水化物をとると、ドーパミンという快感物質により「脳の報酬系回路」が刺激を受けて、また炭水化物が食べたくなるという悪循環に陥ります。

この遺伝形質を引き継いだことが、現代人を砂糖中毒（糖質依存）にさせている一因ですが、狩猟時代は現代のように炭水化物が豊かではありません。このため、当時の人々は糖質依存に陥ることはなく、解糖系回路によるエネルギーが枯渇すれば、再びケトン体回路からエネルギーを得て生命活動を続けていたのです。

脳のエネルギーはブドウ糖だけという〝古い常識〟

人間が炭水化物をふんだんにとれるようになったのは、人類の歴史的にはごく最近にもかかわらず、炭水化物はなぜ、たんぱく質や脂質とともに3大栄養素に数えられているのでしょう。その理由のひとつは、「脳はエネルギーとしてブドウ糖だけを利用する」と長らく考えられてきたからです。

この考えは、「血液脳関門」という防御バリアに起因します。脳に入る血液は、このバリアを通過する時に有害物質が取り除かれます。ブドウ糖はこのバリアを通過できますが、脂肪を分解して合成されたもうひとつのエネルギー源の遊離脂肪酸は、分子量が大きすぎて通れません。これが、ブドウ糖が脳の唯一のエネルギー源と誤解されてきた背景です。

しかし、同じ遊離脂肪酸から合成された分子量の小さなケトン体は、血液脳関門を通過してエネルギーとして活用されていたのです。

生化学の黎明《れいめい》期に活躍し、数々の功績を残されたハーバード大学のジョージ・ケイヒル博士は「脳が好むエネルギー源は、ブドウ糖より3-ヒドロキシ酪酸であり、人類の脳の進歩にとって不可欠である」として、その根拠をグラムあたりの熱量（3-ヒドロキシ酪酸4・69kcal、グルコース3・72kcal、酢酸3・48kcal、ピルビン酸3・17kcal）と、モルあたりの酸素消費量（モル＝molは原子、分子などの数で表わす物質量の単位）のATP生成効率から求めました。そして、3-ヒドロキシ酪酸こそ、脳にもっとも適したエネルギー源だと指摘しています。

ただし、「脳がケトン体をエネルギーとして100％使えるわけではなく、多少のブドウ糖はとらなければならない」という意見もあります。

たとえば、『ガイトン臨床生理学（医師用の生理学の教科書）』によれば、「イヌイットはときどき完全脂肪食を摂取するが、通常ブドウ糖しかエネルギー源として利用しない脳細胞も、この時は50～75％のエネルギーを脂質（ケトン体）から得られるようになる」と書かれています。

カナダやグリーンランドの極北で暮らすイヌイットは、魚や獣《けもの》（アリラシやカリブー）の生肉《なまにく》を主食とし、野菜や炭水化物はほとんどとりません。しかし、獣の生血や肝臓には、ビタミンやグリコーゲンが豊富に蓄えられており、生で食べれば糖質をまかなえます。

また、私たちが糖質制限を行ない炭水化物を完全にシャットアウトしても、野菜や果物、肉類には、微量とはいえ糖質が含まれます。

このように、食事をしている限り、糖質を完全にゼロにすることは不可能なので、わずかでも摂取したブドウ糖が脳に回っているとも考えられます。その際のブドウ糖とケトン体のエネルギー使用割合については議論が分かれますが、いずれにしても、ブドウ糖だけが脳のエネルギー源というのは大きな誤解だったのです。

ケトン体が増えると、本当に「ケトアシドーシス」になるか？

ケトン体およびケトン体回路は、人間のエネルギー維持のために不可欠なシステムです。しかし、ケトン体が増えると体に悪いと考える医師や、医療関係者がいまだに少なくありません。特に、糖尿病の患者さんや内科医には、血中のケトン体濃度に敏感な人が多いようです。

それというのも、ケトン値の上昇は、血液が酸性に傾く「ケトアシドーシス」という病態を連想させるからでしょう。私も医学生時代、内科学の講義で「インスリンをまったく分泌できない1型糖尿病の患者さんがケトアシドーシス状態に陥ると、死亡率は約50％にも高まる」と教わりました。

しかし、インスリンの分泌量が少ない、あるいは効《き》きが悪い2型糖尿病の患者さんのケトアシドーシスの症例はあまり多くありません。

また、小児領域の「自家中毒」という病態も、血中のケトン体濃度を上昇させます。ところが、大人のケトアシドーシスに比べると重篤《じゅうとく》なケースはごくまれで、点滴処置を施《ほどこ》せばすぐに回復するケースがほとんどです。

しかし、内科学の教科書は現在も、ケトン体を負のイメージでとらえて書かれています。このため、多くの内科医は尿中ケトン体検査で陽性のデータが出ると、治療が必要と連想してしまうのですが、１型糖尿病やシックデイ（Sick day＝体調がすぐれない日）の２型糖尿病の患者さんを除き、インスリンがしっかり分泌されている健康な人に、ケトン体がいくら増えても心配することはありません。

人間には「ホメオスターシス（恒常性）」という、生体の状態を一定に保つ機能が備わっています。血液もpH７・４の弱アルカリ性に厳密に保たれており、ケトン体が増加したからといって血液が急に酸性になったり、食物によってアルカリ性に傾いたりするようなことはありません。

さらに、なんらかの理由で血液が酸性に傾きかければ、人間は自然と深い呼吸を行ない、二酸化炭素を体内から排出し、酸と塩基のバランスを整えます。

私は30人以上の健康なボランティアに糖質制限をしていただき、ケトン体濃度を測定しました。その結果、ケトン体が増えて体調を崩すようなケースはありませんでした。それより、体重が落ちた、集中力が増した、若返ったなど、体調がよくなったと感じる人がほとんどでした。

ケトン体については、まだわからないことが多いのですが、最近の研究により、徐々に負のイメージが払拭《ふっしょく》されているのも事実です。私はケトン体を、人体にはなくてはならない善玉物質のひとつだと確信するに至っています。これからエビデンス（科学的根拠）を積み重ね、内科学の教科書を書き換えなければいけないと思います。

ケトン体が増えると、ケトン臭が発生するか？

糖質制限食などによりケトン体が合成されると、尿や口臭にケトン臭が出るというのも誤解です。

先述したように、ケトン体にはアセトン、アセト酢酸、3-ヒドロキシ酪酸の3種があります。このなかで、もっともエネルギー源として使われるのは3-ヒドロキシ酪酸ですが、このケトン体は無臭です。TCA回路でエネルギー化されても、臭《にお》うことはありません。ですから、3-ヒドロキシ酪酸の血中濃度が20倍、30倍、あるいは100倍を超えてもまったくといっていいほどケトン臭は気になりません。

さきほど紹介した健康なボランティアによる糖質制限でも、ほとんどの人の血中ケトン体濃度が上昇したにもかかわらず、ケトン臭を感じることはありませんでした。

　では、なぜケトン体は臭うという誤解が生まれたのか、その原因はアセト酢酸とアセトンの臭いです。これらのケトン体には、マニュキアの除光液に似たツーンとした酸《す》っぱい臭いがありますが、このふたつのケトン体はエネルギーとして利用されることがほとんどありません。そのため、臭うこともないのです。

ローカーボ・ダイエットは正しいか？

　ケトン体をつくりだすためには、糖質制限により中性脂肪を効率的に分解しなければなりません。このため、糖質制限はダイエット効果も高いと認知され、さまざまな糖質制限ダイエット法が生まれてきました。

　糖質制限ダイエットは大きく分けて、「炭水化物を制限しながら、動物性脂肪やたんぱく質を積極的に摂取するダイエット」「炭水化物を制限しながら、植物性油やたんぱく質しか摂取しない（ベジタリアン）ダイエット」のふたつがあります。

　前者の元祖は、アメリカの医師・ロバート・C・アトキンス博士が一九七〇年代に提唱した「ローカーボ・ダイエット（＝アトキンス・ダイエット、低炭水化物ダイエット）」。一九九〇年代後半〜二〇〇〇年代前半にかけてアメリカで、熱狂的な人気を集めたことは記憶に新しいところです。

このダイエットは、脂《あぶら》の乗った肉、高脂肪の乳製品などをいくら食べても、炭水化物の摂取を1日30g以下に抑えれば、脂肪からエネルギーが合成されるのでやせられる、と謳《うた》っています。もともと脂肪好きで、〝肥満大国〟と化していたアメリカ人にとって、肉やバターを制限せずにやせられるなら、と積極的に受け入れられました。

その結果、このダイエットを巡る全米を巻き込むさまざまな騒動がもたらされ、「ワシントン・ポスト」など複数のメディアが、その過熱や熱狂ぶりを「アトキンス・ダイエット・クレイズ」と伝えています。

当時のアメリカはBSE（狂牛病）問題の渦中にありながら、アトキンス・ダイエット人気の高まりとともに、牛肉の消費量は落ち込むどころか、うなぎのぼりに増加しました。その結果、牛肉の需給バランスが崩れ、不足した牛肉を補うために、シエラネバダの山麓から西部平原一帯では西部劇さながらの牛泥棒が横行したそうです。

また、マクドナルドも、全米1万3600店で牛肉・魚・鶏肉をレタスで包んだバンズなしの新タイプの商品を販売したということです。

ところが、アトキンス・ダイエットの考案者のアトキンス博士が二〇〇三年四月、凍った道を歩行中に足を滑《すべ》らせ、頭を強打し、突然亡くなります。その時の体重は118kgもあり、検視をすると高血圧と心臓疾患が見つかりました。亡くなる9日前は89kgだったと博士の関係者は弁明しましたが、わずか9日間でなぜ30kg近くも太ったのか、その疑問はあきらかにされていません。

いずれにしても、博士の死により、このダイエットに対する安全性と効果に疑念が生《しょう》じ、やがて、このダイエット法は危険ではないかと下火になっていきました。

ただし、ダイエットの提案者が亡くなった時に太っていても、博士の理論がまちがっているわけではありません。脂肪からエネルギーを合成するために、脂肪酸を分解すれば、ダイエット効果は当然ながら現われます。また、ケトン体の安全性はここまで述べてきたとおりです。

糖質制限によるダイエット効果

ここで、スタンフォード大学が二〇〇七年に発表した、糖質制限と脂肪摂取量がどのようにダイエットに影響するか、という興味深い研究を紹介しましょう。

平均年齢が40歳代で、平均BMI30以上・平均体重80kg以上のふくよかな311人の女性（白人、黒人、ヒスパニック系、アジア系、アイスランド系、パシフィック系、その他）を対象に、アトキンス・ダイエットをはじめとする糖質摂取量と脂肪摂取量の異なる四つのダイエット法の減量効果を比較した研究です。

まず彼女たちをランダムに、①アトキンス・ダイエット（超低炭水化物）②ゾーン・ダイエット（炭水化物40％・たんぱく質30％・脂質30％）③ラーン・ダイエット（高炭水化物・低脂肪）④オーニッシュ・ダイエット（超高炭水化物・超低脂肪）の4グループに分け、12カ月にわたり体重の変化を見たものです。

その結果は、4グループの平均減量値はアトキンス・ダイエット＝4・7kg、ゾーン・ダイエット＝1・6kg、ラーン・ダイエット＝2・6kg、オーニッシュ・ダイエット＝2・2kg。

つまりダイエットには、超低炭水化物食のアトキンス・ダイエットがもっとも有効であり、しかもアトキンス・ダイエットを行なったグループは、他の3グループに比べ、血圧はもっとも理想に近く、コレステロール値も良好（LDLコレステロール値はもっとも低く、HDLコレステロール値はもっとも高い）で、低炭水化物食による目立った健康被害はなかった、とされています。

アトキンス・ダイエットは前述のとおり、脂の乗った肉、高脂肪の乳製品などをいくら食べても、炭水化物の摂取を1日30g以下に抑えればよい、というものです。

つまり、ダイエットには脂質制限より糖質制限のほうが有効である、言い換えれば脂質を控えて脂肪蓄積を防ぐより、炭水化物を控え脂肪からエネルギーをつくりだすほうがダイエット効果があるということです。

そして、脂肪を分解して合成されるエネルギーは、ケトン体であることはいうまでもありません。

糖質制限の賛否両論

糖質制限にともなう健康被害については、基礎医学の分野、疫学調査などで肯定的な論文や否定的な論文が数多く発表されてきました。先述したスタンフォード大学の研究は、糖質制限に対し肯定的な論文の一例ですが、二〇〇八年に「ニューイングランド・ジャーナル・オブ・メディスン」に掲載され、研究者たちの話題を集めたRCT（ランダム化比較試験）をもうひとつ紹介します。

それは、海外の322人を対象にした疫学調査で、①総摂取カロリー量と脂肪摂取量を抑えた食事（日本の糖尿病治療食と同じパターン）②総摂取カロリー量は抑えるものの、オリーブオイルを多用する地中海式食事法③摂取カロリーに制限は加えず、糖質を制限する食事の三つの食事法によるダイエット効果を2年間比較したものです。

その結果、もっともダイエット効果が高く、HDLコレステロールを増加させ、糖尿病を診断するための重要な指標のHbA1c（ヘモグロビンエーワンシー＝ブドウ糖が付着した赤血球の割合）を改善させたのは糖質制限食でした。つまり、ダイエットや血糖コントロールには、糖質を制限して、たんぱく質、脂質をとったほうがいい、ということです。

ところが最近、ハーバード大学などのグループが「ブリティシュ・メディカル・ジャーナル」に発表した論文は、逆に否定的な結論を示しています。

この研究は、一九九一〜一九九二年にかけてスウェーデンの30〜49歳の女性４３９６人の食生活を調査し、その後平均16年間、心筋梗塞や脳卒中などの発症を追跡したものです。

それによると、「被験者のなかで発症した１２７０人の食生活を、炭水化物とたんぱく質の摂取量を10段階に分けて調べると、炭水化物の摂取量が１段階減り、たんぱく質の摂取量が１段階増えるごとに、両者の発症リスクが４％高まる。炭水化物の摂取割合が低く、たんぱく質の割合が高い人は、発症リスクが最大で１・８倍まで高くなる」と報告されました。

糖質制限を行なうと「血液を凝固させやすくするＰＡＩ-１というたんぱく質の血中濃度も上昇する」ことは、産業技術総合研究所・生物機能工学研究部門の大石勝隆《おおいしかつたか》研究グループ長らの、マウスを使った実験でも判明しています。

つまり、低糖質ダイエットで心臓疾患の危険が高まる可能性を指摘しているわけですが、心血管障害の発症にはたんぱく質というより、脂質のとりかたに問題があるのではないかと私は考えています。

カナダやグリーンランドの極北に住むイヌイットは炭水化物をほとんどとりません。そうであれば、PAI‐1が増え、心筋梗塞や脳卒中リスクがかなり高まるはずですが、数年前に「イヌイットには血栓症《けっせんしょう》が少ない」という研究が報告されました。

その理由は、イヌイットが常食している魚や海獣にはEPA（エイコサペンタエン酸）やDHA（ドコサヘキサエン酸）などの善玉脂質が大量にふくまれているからです。

脂質には、動脈硬化を促進する「飽和脂肪酸」と動脈硬化を予防する「不飽和脂肪酸」があり、前者は肉に多く含まれ、後者は魚介類、大豆、大豆製品などに豊富です。イヌイットが食べる海獣は魚をエサとしているため、食物連鎖の結果、イヌイットは不飽和脂肪酸を豊富にとっているのです。

糖質制限を行なう場合は、たんぱく質より、脂質の種類に配慮すれば心血管障害のリスクはかなり減少するのではないかと思います。

糖質制限に対する糖尿病学会の発表

いっぽう、二〇一二年の第55回日本糖尿病学会で、糖質制限について次のような学会のスタンスが示されました。

「糖尿病の食事療法は、患者の病態や栄養状態、さらに個々の食習慣を配慮して決めていくものであり、そのなかで低糖質食を食事療法のひとつのオプションとして認める」「しかし、糖質をまったくとらないことによる危険性があるため、糖質を制限しても１日最低１３０ｇはとるのが望ましい」

たしかに、炭水化物を減らせば、肉や魚介類、大豆、大豆製品などたんぱく質の摂取量が必然的に多くなります。

すると、たんぱく質代謝の際に発生する大量の老廃物を濾過《ろか》し、尿とともに体外へ排泄《はいせつ》する腎臓に大きな負担がかかります。そのため、たんぱく質のとりすぎは腎機能を低下させるので、糖尿病性腎症などのリスクを持つ糖尿病の患者さんに、極端な糖質制限はすすめられないということでしょう。

日本糖尿病学会は、これまで「糖質量60％の食事」を推奨していました。

ただ、それでは「逆に糖尿病が増える」という皮肉な研究データ（九州大学医学部・久山町《ひさやままち》研究）が示されていたことや、直近の糖尿病患者の急増などを背景に、「ゆるやかな糖質制限」なら認めようという方向に舵《かじ》を切り始めたということでしょうか。

しかし、1日130gという炭水化物摂取量が、糖質制限に当たるのかどうか、議論が分かれるところです。そもそも、1日130gとは、二〇〇七年までアメリカ糖尿病学会が、「炭水化物を1日130g以下に制限することは推奨できない」と勧告していた、糖質制限食に対する否定的な数値です。

その後、同学会は、二〇〇八年の栄養勧告で「減量が望まれる糖尿病患者には低カロリー食、もしくは低炭水化物食によるダイエットが推奨される」と、糖質制限食に対してはじめて肯定的な見解を示しました。そして、二〇一一年には有益性の保証期間が1年から2年に延び、さらに二〇一二年の最新の勧告でもこれを継承しています。

日本でも、患者さんを完全な管理下におき、スーパー糖質制限食（糖質30％以下）で治療効果を上げている医療施設も少なくありません。

したがって、糖尿病の患者さんは独自に判断せずに、医師の管理のもとで糖質制限を行なうのが望ましいのはもちろんですが、インスリン抵抗性の少ない健康な人にとって糖質制限は、安全かつ有効なダイエット法であり、ケトン体回路を活性化する絶対的な手法だと確信しています。

ただ、糖質制限やケトン体についての研究は、まだ十分ではありません。今後、長期的な糖質制限の影響などの研究を注視していく必要があることを、ここで指摘しておきたいと思います。

ケトン体回路の活性で、早起きになる⁉

糖質制限などにより、脂肪酸からケトン体が合成され、血液中に増える状態を「ケトジェニック」といいます。ケトジェニックになると、体にさまざまな変化が現われます。

これは私のきわめて個人的な体験ですが、17年前の私は、いまでは想像できないほど太っていました。その頃は糖質をたくさんとっていたので、6～7時間寝ても目覚《めざ》めが不快で、日中にダルさを覚えることもありました。

意《い》を決《けっ》し、糖質制限ダイエットを試《こころ》み、ケトジェニックになったいま、睡眠時間は4〜5時間で十分。朝の目覚めもよく、昼間に睡魔に襲《おそ》われることもありません。

これには、血糖値が大きく関与しています。糖質をお腹いっぱい食べれば、血糖値は急激に上昇し、インスリンも大量に分泌されます。すると、筋肉内でのたんぱく質の合成が促され、眠気を生じさせるトリプトファンという物質の血中濃度が上昇します。さらに、食欲と眠気にかかわるオレキシンというホルモン濃度が高まると、食欲が増進し、逆に低くなると睡眠欲が強まります。したがって、血糖値が上昇し、食欲が抑制されれば、眠気に襲われるという理屈です。

しかし、ケトジェニックになるとなぜ、睡眠時間が短くなるのでしょうか。ケトン体をエネルギー源にすると、体は狩猟時代に先祖帰りするので、自然と早寝早起きになり、睡眠時間も短くなる、ということは情緒的に理解できますが、分子生物学的にはよくわかっていません。

ところが「炭水化物を減らすと早起きになる」という研究論文が、二〇〇九年に発表されました。前出の産業技術総合研究所・生物機能工学研究部門の大石勝隆研究グループ長らの研究で、「ケトン体ダイエットが時計遺伝子の働きに作用し、体内時計を早める効果がある」というのです。

通常のマウスのエサには、50％程度の炭水化物が含まれています。これを「０・73％まで減らしたケトン体ダイエットマウスに14日間与えると、時計遺伝子ピリオド２のもっともよく働く時間が４～８時間早くなる」「普通食を継続したマウスに比べ、ケトン体ダイエットマウスの活動時間帯が早まり、早起きになった」との報告です。

時計遺伝子は、概日《がいじつ》リズム（サーカディアンリズム＝人間、動植物の運動や生理現象に見られる、約24時間周期の内因性のリズム、体内時計ともいう）に密接にかかわっています。そのメカニズムはまだあきらかではありませんが、心臓、肝臓、腎臓などの臓器や脳にも時計遺伝子の働きが確認されています。

これはマウスの実験ですから、そのまま人間に当てはめることはできませんが、ケトジェニックになると早起きになるのは、概日リズムが早まるためなのかもしれません。

善玉ホルモンを増加させるケトン体

傷ついた血管を修復し、動脈硬化やがんを防ぎ、脂肪を燃焼させるなど、多くの健康効果を持つスーパー善玉ホルモンのアディポネクチンは、アンチエイジングにも有効なホルモンである、と第4章で説明しました。

このアディポネクチンの分泌量は、太るほど減少し、やせるとまた分泌量が増えるという内臓脂肪量との逆相関関係が認められます。したがって、糖質制限によりケトジェネックになり、体脂肪が減少すると、アディポネクチンの血中濃度が増加すると考えられます。

二〇一一年に「オベシティー・ア・リサーチ・ジャーナル」に掲載された、シンシナティ大学のグループも、糖質制限を行なうとアディポネクチンの分泌量が増えると報告しています。

この研究は、BMI30以上のふくよかな81人の女性を、脂質制限グループと糖質制限グループにランダムに分け、4カ月後と6カ月後の体重変化、内臓脂肪量、血中アディポネクチン濃度を比較したものです。

それによると、体重は低脂肪食グループが4・9kgの減少に対し、糖質制限グループは9・1kg減。内臓脂肪は同2・6kg減、5・4kg減。そしてアディポネクチンの血中濃度は同プラス0・86mcg／mℓ、プラス1・92mcg／mℓと糖質制限がアディポネクチンの分泌量を高めることが確認されました。

いっぽう、「アセト酢酸や3-ヒドロキシ酪酸がアディポネクチンの分泌を効果的に抑制し、血中濃度を調節する」として、創薬の分野で注目されており、さまざまな研究が現在進められています。

このように、ケトジェニックのメリットは、単なるダイエット効果にとどまらず、超善玉ホルモンの分泌を調整し、健康を守る役割もはたしているのです。

集中力、判断力を高めるケトン体

糖質制限により、ケトン体回路の働きが活発になると、気分がよくなる、頭脳が明《めい》晰《せき》になる、などと感じる人が少なくありません。私自身、不安やイライラなどの精神的な不調のサインが徐々に減少し、仕事の効率も高まったと自覚しています。

ケトン体は、脳波と密接にかかわっており、α波の発生を促し、脳を沈静化する働きがあります。東北大学チームの発表で、断食中に血液中のケトン体量と、脳のα波の割合が正の相関関係を示すことがあきらかにされました。

α波はリラックスの脳波です。ケトン体をエネルギー源とした脳は、脳波のひとつのα波を増やし、脳下垂体からβ-エンドルフィンという快感物質を分泌します。ケトジェニックになると、さわやかで、リラックスした気分になるのはこのためです。

いっぽう、集中力や判断力が鋭く研《と》ぎ澄《す》まされるのもケトジェニックの特徴です。たとえば、脳外科や心臓外科の医師は、一度患者さんにメスを入れると、8〜10時間以上、立ったまま、手術を続けることも珍しくありません。この間、休息をとることもなく、集中力と判断力を維持します。もし、集中力が落ちれば、患者さんの命に直接かかわるわけですから当然ですが、なぜ、このような驚異的な体力と精神力を維持できるのでしょう。

それは、やはり、ケトジェニックの影響です。再三いうようですが、グルコースとグリコーゲンを主体とする解糖系のエネルギーは、食後わずかな時間で途切れます。

そして、ケトン体回路が回り始めます。

つまり、外科医のエネルギーを支えているのはケトン体であり、集中力や判断力を持続できるのは、まさに、ケトン体のパワーが100%発揮されていることにほかならないのです。

長寿遺伝子をオンにするケトン体

マサチューセッツ工科大学のレオナルド・ガレンテ博士らのグループが、「長寿遺伝子（Sir2＝サーツー）」を発見したのは一九九九年。その後、長寿遺伝子の研究は著しく進み、人間を含む哺乳類には現在、Sir1〜7（Sirtuin＝サーチュイン）までの長寿遺伝子ファミリーが発見されています。

Sir3の遺伝子研究で知られるカリフォルニア大学サンフランシスコ校の島津《しまづ》忠《ただ》弘《ひろ》教授は、ケトン体の合成はSir3によりコントロールされている、とあきらかにしています。

肝臓が脂肪酸からケトン体を合成する時、ヒドロキシメチルグルタリルCoA合成酵素（ＨＭＧＣＳ２）の活性化が不可欠です。この合成酵素がうまく働かないとケトン体はスムーズに合成されないのですが、この酵素を活性化するのはＳｉｒ３だと、島津教授は指摘しています。

島津教授が行なったマウスを用いた実験では、Ｓｉｒ３存在マウスのＨＭＧＣＳ２の活性が高くなるのに対し、ノックアウトマウス（Ｓｉｒ３欠損マウス）の活性は低く、飢餓下あるいはカロリー制限下のケトン体の合成も、Ｓｉｒ３存在マウスに比べてあきらかに低下したそうです。このため、Ｓｉｒ３がケトン体やカロリー制限下ではケトン体の合成を促すことが証明されました。

しかし、血中のケトン体が増えるとＳｉｒ３を活性化するかどうか、疑問は残ります。ただ、ケトン食を続けてもなかなかケトン体が増えない人はＳｉｒ３が活性化していない、逆に糖質制限をするとすぐにケトン体が出る人はＳｉｒ３が活性化し、長寿遺伝子にスイッチが入っていると考えられます。

このことは、ケトン体の血中濃度が高まれば高まるほど長寿遺伝子が働き、細胞の老化防止やアンチエイジング効果が高まることを示唆しています。

長寿遺伝子とケトン体の関連についての研究は少なく、くわしいことはまだわかっていませんが、ケトン体回路が働けば血液中のケトン体が増加して、Ｓｉｒ３が活性化、そして長寿遺伝子がオンになる可能性は高くなるのではないでしょうか。今後の研究を待ちたいと思います。

第6章

実践！　糖質制限・3週間プログラム

糖質制限とケトジェニック体質

糖質制限を行なう目的は、中性脂肪からケトン体を合成することです。ケトン体が合成されれば、脂質で体のエネルギーがまかなわれ、脂肪が燃やされます。そして、善玉ホルモンの分泌が促されるなど、さまざまなメリットが生まれてきます。これが、ケトジェニック体質です。そのために私が推奨する方法が、先述した「糖質制限（ケトン食）」です。

糖質制限を行なうと、血糖値が上がらず、インスリンの分泌量も抑えられます。インスリンの分泌量が抑制されれば、ブドウ糖を中性脂肪に分解し、脂肪細胞のなかに溜め込むこともありません。

私の糖質制限法のプログラムは3週間ですが、全摂取カロリーのなかで、糖質の割合を10～20％まで落とす徹底的な糖質制限はわずかに1週間。その後、徐々に糖質を増やしていくので、健康被害や、体への負担を考える必要はありません。

糖質制限は米、パン、麵類、パスタなどの炭水化物を抜くことが基本中の基本。これを1週間、徹底的に実践できればケトン体回路にスイッチが入り、早い人なら3日

糖質制限・3週間プログラム

第1週

最初の1週間は、炭水化物を徹底的に排除する厳密なケトン食を実施。アルコールは控える。

早い人は、3日ほどでケトン体回路にスイッチが入る

↓

ケトン体の増加をケトン体試験紙などで確認。
確認できたら、

↓

第2週

1日の炭水化物摂取量を50gまでとし、ケトン体の変化を見る。アルコールは適量（焼酎100ml、ウイスキー60ml、ワイン200ml）なら可

↓

第3週

1日の炭水化物摂取量を100gまでとし、ケトン体の変化を見る

もすれば、ケトン体値が上昇します。ですから、この期間は炭水化物の代わりに肉、魚介類、野菜、大豆製品（豆腐、納豆など）、卵、乳製品などを積極的にとるようにしてください。

「でも、ごはんが食べられないなんて、絶対にがまんできない」という人が多いようです。残念ですが、このような人たちは、先に説明した「砂糖中毒」にかかっています。依存症なら、アルコール中毒や麻薬中毒と同様に治療しなければなりません。

その第一歩が、最初の1週間。ここをクリアできれば、第2週から1日50ｇの炭水化物を食べられますし、第3週には130ｇまで増量できます。

これまでご協力いただいたボランティアの方々のほとんどは、たった3週間でケトジェニックな体質を獲得し、ダイエットはもちろん、快眠・快便、むくみの解消などの健康効果や、空腹感を感じなくなった、仕事に集中力が出てきたなどのメリットを享受《きょうじゅ》されています。

ケトジェニックな体質は、炭水化物を制限するだけで手に入ります。ただし、ケトン体を減らすのはさらに簡単です。炭水化物をたくさん食べた瞬間、ケトン体回路は

糖質制限をすすめたい人、注意が必要な人

すすめたい人

- 体脂肪率が高い人
（ケトン体の原料をたくさん蓄積しているため）
- 運動が苦手な人
（激しい運動は必要ない）
- 短期間で確実にやせたい人
- 食後に眠たくなることが多い人
（糖質制限は、食後に血糖値が急上昇して眠くなることが少ない）

注意が必要な人

- 糖尿病治療を受けている人
- 腎《じん》機能が低下している人
- 高尿酸血症と診断されたことがある人
- やせ型で、体脂肪率がかなり低い人

遮断されます。さらに、ケトン体の血液濃度や減少量は個人差が大きいので、ケトン体の数値には一喜一憂《いっきいちゆう》しないように心がけてください。

また、171ページの表のように、糖尿病にかかっている人、腎機能が低下している人などは、必ず主治医に相談してから行なうようにしてください。

自分の体でどれくらいケトン体が合成されているかを調べるには、「ケトン体試験紙（医薬品）」があります。リトマス試験紙のようなもので、扱いも簡単ですから、ケトジェニックを目指すなら、ぜひ、用意してください。なお、この試験紙で計測できるのはアセト酢酸、3-ヒドロキシ酪酸、アセトンのうち、アセト酢酸のみです。

調剤薬局などで購入できますが、店頭に並んでいることは少ないので、薬剤師、販売員の方にお聞きください。その際には、「ケトン体を測定する尿試験紙」といえば、尿糖の試験紙と誤解されることはないでしょう（ケトン体と尿糖両方、あるいはそれ以外の項目を併《あわ》せて検査できるものもあります）。

次からは、私がすすめる糖質制限法の特徴を、ひとつひとつ説明しましょう。

ケトン体試験紙

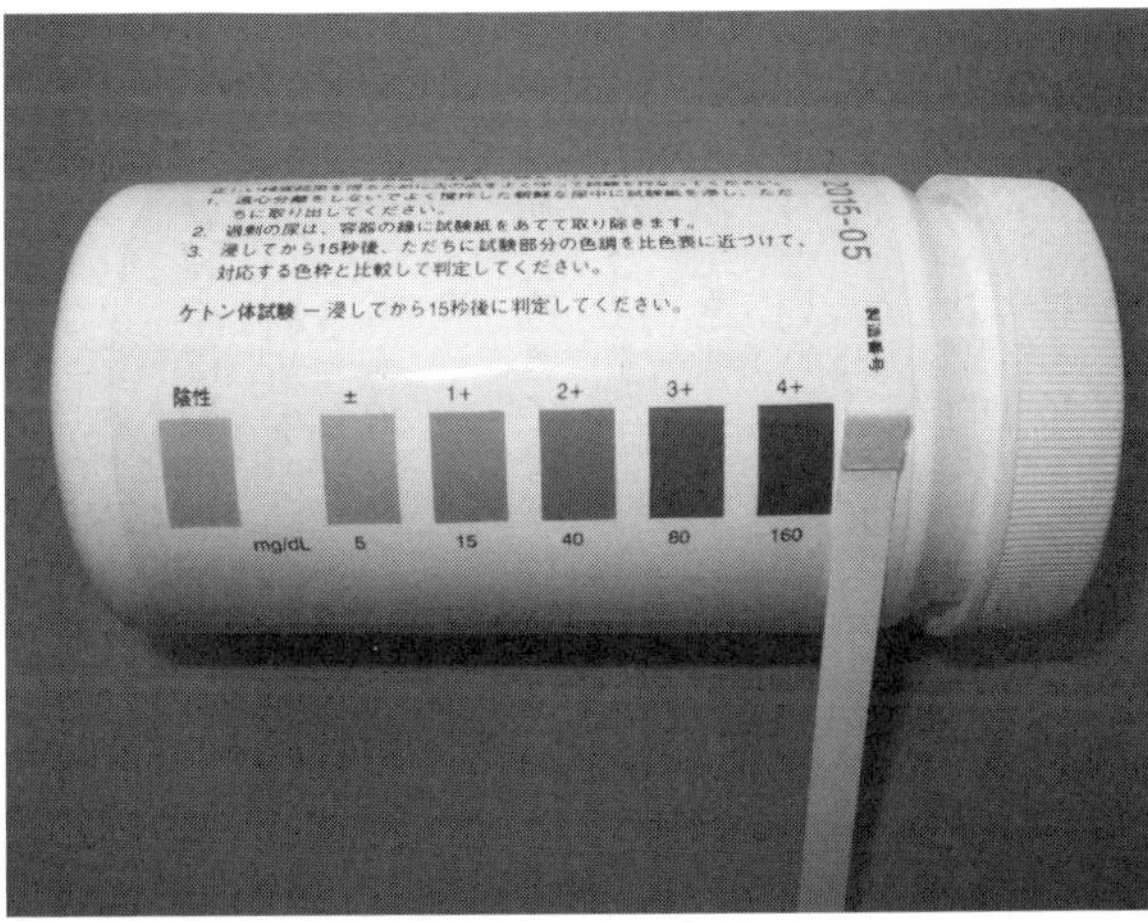

ケトン体試験紙を尿に1～2秒浸《ひた》し、余分な尿を取り除く。所定の時間(試験紙により異なる。15～30秒ほど)後、試験紙を比色表に当て、結果を見る

朝食につくりたての野菜ジュースを

朝のフレッシュジュースは、ケトン体回路を働かせるためにもっとも重要な意味を持ちます。就寝中は糖新生により、ブドウ糖をつくっています。朝食で新たな糖質をとらなければ、糖新生が続いたまま、ケトン体回路も徐々に立ち上がります。そして、昼頃には完全にケトン体が合成され、その後は1日中ケトン体が高い状態で維持されます。

ただし、朝食抜きでは、ビタミンやミネラルなどの栄養が不足して、ケトン体からエネルギーを合成するTCA回路の働きが低下して、効率よくエネルギーが産生できない恐れが出てきます。そこで、野菜ジュースなどでビタミン、ミネラルなどを十分に補給しようというわけです。

私も、つくりたてのフレッシュジュースを毎朝飲んでいます。野菜に含まれるさまざまな栄養素を効果的にとるにはつくりたてを飲むのが理想ですが、もし、時間がない、ミキサーを持っていないという人は、市販の野菜ジュースでもかまいません。

ただし、必ず栄養成分表を確認して、ハチミツなどが入っていない商品を選び、2

００～５００㎖を目安に飲んでください。

二〇一〇年に私が行なった実験では、朝食で野菜ジュースを飲むと、驚くほど血糖値の上昇とインスリンの分泌が抑制され、昼になってもほとんど空腹感を覚えませんでした。空腹を感じないのは、血糖値が安定しているということです。また、ケトン体がエネルギーとしてしっかりと、体の細胞内に取り込まれているということでもあります。

朝の野菜ジュースは、私の糖質制限法の特徴ともいえ、ケトジェニック体質になりたい人や、ダイエットを心がける人には、糖質制限期間が終わってもぜひ続けてほしいと思います。

なお、自分でフレッシュジュースをつくる時は、ジューサーよりもミキサーがおすすめです。ジューサーで野菜を搾《しぼ》ると、ジューサーに繊維質などが残ってしまいます。ミキサーでミキシングするほうが、野菜に含まれる栄養素を丸ごととれるのです。

加工食品はなるべく避ける

日本のスーパーやコンビニエンスストアの陳列棚には、弁当、総菜《そうざい》、レトルト食品、冷凍食品、缶詰、瓶詰《びんづめ》など多種多様の加工食品が並んでいます。調理が簡単で、価格も手頃なものが多いので、つい購入しがちですが、糖質制限中は極力避けましょう。

これらの加工食品の味つけは、濃いめのものが多く、砂糖、塩、醤油《しょうゆ》、脂質などを思いのほか含有している食品が目立ちます。

また、弁当の揚げものなどに使う油が酸化していれば、糖化最終生成物の「AGE」が発生している可能性も出てきます。糖化とは、体内に取り込まれた過剰なブドウ糖がたんぱく質と結びつくことですが、そこで生成された物質が変質を繰り返し、最終的に「老化たんぱく」といわれるAGEが産生されます。

AGEは、全身の血管、細かい血管が巡る目、腎臓機能に大きな影響を与えるいっぽう、脳細胞を死滅させ、アルツハイマー型認知症やパーキンソン病の発病にも深くかかわっていると考えられています。

したがって、糖質制限中は加工食品を避けて、野菜、肉、魚介類などを自分で調理したいもの。

とはいえ、外食をしなければならない人もいらっしゃるでしょう。その場合は、〝隠れ糖質〟に注意しましょう。たとえば、ハンバーグにはつなぎに小麦粉が使われますし、甘い煮魚《にざかな》にはかなり砂糖が使われています。中華料理の餡《あん》はデンプンです。徹底的な糖質制限が求められる第１週は、特に注意してください。

１週間はアルコール厳禁

糖質制限中でも、適量のアルコールなら飲んでかまいません。ただし、第１週は厳禁です。なぜなら、ケトン体は肝臓で合成されます。アルコールは、胃や腸で吸収されて血液に溶け込み、門脈《もんみゃく》から肝臓に運ばれ、アルコール脱水素酵素（ＡＤＨ）やミクロゾームエタノール酸化系（ＭＥＯＳＵ）により、アセトアルデヒドに分解されます。

したがって、肝臓がケトン体を懸命に合成している第１週の飲酒は、肝臓にさらなる負担をかけるので、避けるようにしてください。

ただ、第2週からは焼酎《しょうちゅう》、ウイスキー、ブランデーなど糖質を含まない蒸留酒《じょうりゅうしゅ》なら飲んでもかまいませんが、糖質が比較的多い日本酒、ビール、甘いカクテルは避けましょう。

なお、赤ワインは多少糖質を含んでいますが、抗酸化作用を持つポリフェノールの一種「レスベラトロール」が豊富です。この成分は、ブドウの種子や皮に含まれる苦みや渋みの成分ですが、長寿遺伝子に働きかけて細胞の寿命を延ばすことがわかっています。

したがって、ワインを飲むなら皮ごと醸造する「赤」がいいでしょう。1日200㎖が目安です。

発酵食品を多めにとる

ヨーグルト、チーズ、キムチ、納豆、麹《こうじ》などの発酵食品に含まれる乳酸菌は、腸内細菌叢《さいきんそう》の悪玉菌を減らし、善玉菌を増やして腸内環境を整えます。このような優れ

お酒に含まれる炭水化物

種類	アルコール度数（%）	エネルギー（kcal）	炭水化物（g）
日本酒・上撰《じようせん》	15.4	109	4.9
純米酒	15.4	103	3.6
本醸造酒	15.4	107	4.5
吟醸酒	15.7	104	3.6
ビール・淡色	4.6	40	3.1
黒	5.3	46	3.6
発泡酒	5.3	45	3.6
ワイン・赤	11.6	73	1.5
白	11.4	73	2.0
焼酎・甲類	35.0	206	0
乙類	25.0	146	0
ウイスキー	40.0	237	0
ブランデー	40.0	237	0
ジン	47.4	284	0.1
紹興酒《しようこうしゆ》	17.8	127	5.1
マオタイ酒	53.0	322	0
梅酒	13.0	156	20.7

※100mlあたりの炭水化物含有量

（日本肥満学会「肥満症診断基準2011」より）

た食品を、糖質制限食に積極的に取り入れましょう。

特に最近、流行している「麹」を調味料として使うと糖質制限がうまくいきます。たとえば、塩の代わりに塩麹、砂糖の代わりに麹、甘味をつけたい時に麹ジャムなどを用いれば、従来の精製された塩や砂糖に比べると、血圧や血糖値への影響が格段に穏やかです。

また、麹に含まれる酵素には、たんぱく質をアミノ酸に分解する働きがあり、肉や魚を柔《やわ》らかくして旨《うま》みを引き出します。糖質制限中は、肉や魚介の料理が相対的に多くなり、味つけも単調になりがちですが、麹を使ってアクセントをつければ飽きることもありません。

さらに、米麹に含まれるα-エチルドグルコシドという酵素は、代謝を高め、体重増加を抑制します。また、米麹に含まれるギャバという成分は、コレステロールと中性脂肪の蓄積を抑えることがわかっています。

ただし、米麹の原料である米には、糖質が含まれています。くれぐれも、とりすぎには注意しましょう。

ゆっくり食べて、腹七～八分目

江戸時代の儒学者貝原益軒《かいばらえきけん》の昔から、「腹八分目が健康の元」といわれてきました。糖質制限では、さらに一分減らして「腹七分目」に抑えたほうがうまくいきます。

それではお腹がすいてしかたがない、と思うかもしれません。でも、主食の炭水化物を控え、ケトン体の血液濃度が高まれば高まるほど、空腹感を感じなくなるものです。私は、朝のジュースを３００～４００㎖飲むだけで、夕方まで何も食べずに過ごすことも珍しくありません。これは、ケトジェニック体質になっている証拠です。

ところで、昨今の日本はメガ盛り、特盛りブームで、丼《どんぶり》ものやカレーライスを飲み込むように食べている光景が目につきます。それでは一気にインスリンが分泌されるので、やがて、糖尿病や高脂血症につながることは明白です。

ケトジェニックを目指すなら、このような食生活を改めて、腹七分目を意識して、ゆっくり食事をとってください。

品数を増やして、栄養バランスを整える

炭水化物は、糖質と食物繊維で構成されます。糖質制限を加えれば、食物繊維の摂取量も必然的に減少します。しかし、食物繊維は血糖値の急上昇を抑制したり、腸内環境を整えたりする重要な栄養素です。

したがって、糖質制限中こそ、食物繊維の豊富な野菜や海藻《かいそう》類、きのこ類、大豆類などを少量ずつ、たくさんの品数を食卓に上げることをおすすめします。こうすると、植物性たんぱく質、ビタミン、ミネラルなどの栄養素もバランスよく取り込めます。

なお、スーパーやコンビニエンスストアで売られている食品の栄養成分表には、糖質と食物繊維を分けて表示しているものと、両者をまとめて炭水化物と表示しているものが混在します。

もし、糖質と食物繊維を分けて表示していれば、糖質量をチェックしてなるべく糖質量の低いもの、また炭水化物だけの表示なら、なるべく炭水化物含有量の少ない食品を選択すれば、より効果的な糖質制限がしやすくなります。

エピローグ

「肥満に関連した遺伝子群」は、たしかに存在します。この遺伝子を持つ限り、太りやすい、というロジックは分子生物学的には正しいと述べてきました。

しかし、たとえ肥満遺伝子群を家系的に受け継いでいたとしても、肥満の原因は社会環境や自分自身の食生活を含めた生活環境にあり、肥満遺伝子群のスイッチをオンにするのもオフにするのも、あなた自身です。

そして、オフにするために必要なのは、ここまで述べてきた「ケトジェニック」になることです。

ピマ・インディアンのエピソードを思い出してください。

彼らは、なぜ太ってしまったのでしょうか。β3アドレナリン受容体多型という肥満遺伝子を受け継いでいた彼らも、肉体労働にはげみ、質素な食事をしていた頃は、肥満や糖尿病と無縁の人々でした。それなのに、なぜ、彼らの9割が現在、高度肥満に悩み、メタボリックシンドロームや糖尿病を患い、世界一太っている民族といわれるようになったのでしょうか。

もう一度、「ヴィレンドルフのヴィーナス」を思い出してください。

彼女は、現代人から見れば醜《みにく》いとも思われる体型を持ちながら、石器時代には、なぜ豊穣、多産、繁栄の女神と崇められていたのでしょうか。

そこには、つねに飢餓との戦いにさらされていた人類の歴史があるからです。人類は、食料が圧倒的に乏しい狩猟時代を生き抜くために、長い時間をかけて倹約遺伝子を獲得しました。

ところが、生存をかけて人類が獲得した倹約遺伝子は、いまや、肥満遺伝子と呼ばれることが多くなりました。同一の遺伝子でありながら、倹約遺伝子、肥満遺伝子と呼ばれる遺伝子間に横たわるものはなんでしょう。

それは、とりもなおさず、食料事情、社会環境、生活環境、肥満に対する社会的、あるいは個人の価値観の変化です。その結果、多くの現代人は、飽食を貪《むさぼ》り、生存のために獲得した倹約遺伝子をコントロールできなくなり、意味もなく太り、ヴィレンドルフのヴィーナスと同じ体型になったのです。

子孫の繁栄のために脂肪を蓄えなければならなかった彼女には、現代人の姿はどのように映っているのでしょう。飢餓に苦しんだ彼女の時代に思いを馳《は》せながら、もう一度、自分自身の食生活を見つめ直してみませんか。そして、ケトジェニックな体質を獲得することこそ、肥満に関連する遺伝子群をコントロールするための最善策だと気づいてください。

もう一度いいます。肥満遺伝子のスイッチをオンにするのもオフにするのも、あなた自身です。

本書の刊行には、佐々木重之氏の協力を得ました。記して感謝いたします。

参考文献

『太りゆく人類』　エレン・ラペル・シェル著、栗木さつき訳　早川書房
『人はなぜ太るのか』　岡田正彦著　岩波書店
『あなたがメタボになる理由』　門脇孝著　PHP研究所
『日本人が一番やせるダイエット』　吉田俊秀著　マキノ出版
『糖尿病がどんどんよくなる糖質制限食』　江部康二著　ナツメ社
『低糖質ダイエット食べ合わせルールブック』　金本郁男監修　永岡書店
『長寿遺伝子が寿命を延ばす』　NHK「サイエンスZERO」取材班＋今井眞一郎編著　NHK出版
『「砂糖」をやめれば10歳若返る！』　白澤卓二著　KKベストセラーズ
『白澤式「ケトン体」アンチエイジング』　白澤卓二監修　KKベストセラーズ
『2週間で効果がでる！〈白澤式〉ケトン食事法』　白澤卓二著　かんき出版
『糖質オフダイエット』　白澤卓二、ダニエラ・シガ著　日本文芸社

切りとり線

★読者のみなさまにお願い

この本をお読みになって、どんな感想をお持ちでしょうか。祥伝社のホームページから書評をお送りいただけたら、ありがたく存じます。今後の企画の参考にさせていただきます。また、次ページの原稿用紙を切り取り、左記まで郵送していただいても結構です。

お寄せいただいた書評は、ご了解のうえ新聞・雑誌などを通じて紹介させていただくこともあります。採用の場合は、特製図書カードを差しあげます。

なお、ご記入いただいたお名前、ご住所、ご連絡先等は、書評紹介の事前了解、謝礼のお届け以外の目的で利用することはありません。また、それらの情報を6カ月を超えて保管することもありません。

〒101—8701（お手紙は郵便番号だけで届きます）
祥伝社新書編集部
電話03（3265）2310
祥伝社ホームページ　http://www.shodensha.co.jp/bookreview/

★本書の購買動機（新聞名か雑誌名、あるいは○をつけてください）

＿＿＿＿新聞の広告を見て	＿＿＿＿誌の広告を見て	＿＿＿＿新聞の書評を見て	＿＿＿＿誌の書評を見て	書店で見かけて	知人のすすめで

★100字書評……肥満遺伝子

名前

住所

年齢

職業

白澤卓二　しらさわ・たくじ

順天堂大学大学院医学研究科・加齢制御医学講座教授、医学博士。日本抗加齢医学会理事。1958年、神奈川県生まれ。1982年、千葉大学医学部卒業後、呼吸器内科に入局、同大大学院医学研究科修了。東京都老人総合研究所病理部門研究員、老化ゲノムバイオマーカー研究チームリーダーなどを経て現職。専門は寿命制御遺伝子の分子遺伝学、アルツハイマー病の分子生物学、アスリートの遺伝子研究。著書に『100歳までボケない101の方法』『がんにならずに100歳まで生きる』（済陽高穂氏との共著）など多数。

肥《ひ》満《まん》遺《い》伝《でん》子《し》

やせるために知《し》っておくべきこと

白《しら》澤《さわ》卓《たく》二《じ》

2013年2月10日　初版第1刷発行

発行者……………竹内和芳

発行所……………祥伝社《しょうでんしゃ》

〒101-8701　東京都千代田区神田神保町3-3

電話　03(3265)2081(販売部)

電話　03(3265)2310(編集部)

電話　03(3265)3622(業務部)

ホームページ　http://www.shodensha.co.jp/

装丁者……………盛川和洋

印刷所……………萩原印刷

製本所……………ナショナル製本

Printed in Japan　ISBN978-4-396-11307-0　C0247

〈祥伝社新書〉
医学・健康の最新情報を読む！

155
心臓が危ない
今や心臓病は日本人の死因の1／3を占めている！　専門医による平易な予防書！
榊原記念病院　長山雅俊

162
医者がすすめる　背伸びダイエット
二千人の痩身《そうしん》を成功させた「タダで、その場で、簡単に」できる究極のダイエット！
内科医師　佐藤万《かず》成《なり》

189
血液型の科学　かかる病気、かからない病気
血液型と病気・性格との関係を免疫《めんえき》学から読みとく！
東京医科歯科大学名誉教授　藤田紘《こう》一《いち》郎《ろう》

236
なぜ、「回想療法」が認知症に効《き》くのか
家族だからできる「回想療法」の最前線！
医師　小山敬子

264
日本人が知らない漢方の力
漢方は中国ではなく、日本独自の伝統医学である
慶應義塾大学准教授　渡辺賢治